Brigitte Sachsenmaier   Inkontinenz

Brigitte Sachsenmaier

Inkontinenz

Hilfen, Versorgung und Pflege

Unter Mitarbeit
von Reinhold Greitschus

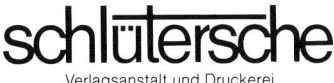

CIP-Titelaufnahme der Deutschen Bibliothek

Sachsenmaier, Brigitte:
Inkontinenz/Brigitte Sachsenmaier. Unter Mitarb. von Reinhold Greitschus. — Hannover: Schlütersche, 1991

ISBN 3-87706-329-2

© 1991 Schlütersche Verlagsanstalt und Druckerei — GmbH & Co. —, Georgswall 4, 3000 Hannover 1.
Nach dem Urheberrechtsgesetz vom 9. September 1965 i. d. F. vom 1. Juli 1985 ist die Vervielfältigung oder Übertragung urheberrechtlich geschützter Werke, also auch der Texte und Illustrationen dieses Buches — mit Ausnahme der Vervielfältigung gemäß §§ 53 und 54 URG —, ohne schriftliche Zustimmung des Verlages nicht zulässig. Als Vervielfältigung gelten alle Verfahren einschließlich der Fotokopie, der Übertragung auf Matrizen, der Speicherung auf Bändern, Platten, Transparenten oder anderen Medien.
Eine Markenbezeichnung kann warenzeichenrechtlich geschützt sein, ohne daß dies besonders gekennzeichnet wurde.
Druck: Schlütersche Verlagsanstalt und Druckerei — GmbH & Co. —, Georgswall 4, 3000 Hannover 1.

Mein herzlicher Dank

gilt all denjenigen, die dazu beigetragen haben, daß dieses Buch erscheinen kann. Ein großes Verdienst kommt hierbei Herrn Dr. Noll, Schwelm, zu, der mir von der medizinisch-fachlichen Seite her eine sehr große Hilfe war.

Ich bedanke mich bei der Schlüterschen Verlagsanstalt und Druckerei, die es verstand, mich für dieses Buch mit sehr viel Einfühlungsvermögen immer wieder zu motivieren.

Die größte Hilfe aber wurde mir durch meinen Mann zuteil, der nicht nur die technischen Voraussetzungen für diese Arbeit schuf, sondern durch seine Ratschläge und sein ausgesprochen großes Verständnis den wesentlichsten Teil mitgetragen hat.

Göppingen, im Juli 1991   Brigitte Sachsenmaier

Inhalt

Vorwort 11

1.	**Einleitung**	13
1.1.	Was ist Inkontinenz?	13
1.2.	Auswirkungen auf die Situation der Pflegenden	14
2.	**Harninkontinenz**	16
2.1.	Das Kontinenzorgan	16
2.1.1.	Lage und Aufbau	16
2.1.2.	Miktionsablauf	17
2.2.	Harninkontinenzformen und -schweregrade	19
2.2.1.	Harninkontinenzformen	19
2.2.2.	Schweregrade der Harninkontinenz	20
2.3.	Ursachen der Harninkontinenz	20
2.3.1.	Neurogene Ursachen	20
2.3.2.	Störungen am Verschlußsystem der Blase	23
2.3.3.	Häufige, nicht organische Ursachen der Inkontinenz . . .	24
3.	**Stuhlinkontinenz**	26
3.1.	Das Kontinenzorgan	26
3.1.1.	Lage und Aufbau	26
3.1.2.	Physiologie der Stuhlentleerung	27
3.2.	Schweregrade der Stuhlinkontinenz	28
3.3.	Ursachen der Stuhlinkontinenz	28
3.3.1.	Neurologische Störungen	29
3.3.2.	Störungen am Kontinenzorgan	29
3.3.3.	Weitere Ursachen	30
3.3.4.	Obstipation	30
3.3.5.	Stuhlinkontinenz im Alter	30
4.	**Diagnose**	31
4.1.	Diagnostik kann eine Chance sein, hat aber auch ihre Grenzen!	31
4.2.	Inkontinenzanamnese	32
4.3.	Diagnostische Maßnahmen	36
4.3.1.	Harninkontinenz	36
4.3.2.	Stuhlinkontinenz	36

5.	Therapiemöglichkeiten	37
5.1.	Therapie der Harninkontinenz	37
5.1.1.	Weibliche Streßinkontinenz	37
5.1.2.	Männliche Streßinkontinenz	38
5.1.3.	Sensorische Dranginkontinenz	38
5.1.4.	Motorische Dranginkontinenz und Reflexinkontinenz	38
5.1.5.	Operative Therapie der Reflexinkontinenz	39
5.1.6.	Überlaufinkontinenz	39
5.2.	Therapie der Stuhlinkontinenz	40
5.2.1.	Operative Maßnahmen	41
5.2.2.	Medikamentöse Therapie (Abführschema)	41
5.3.	Operative Ableitungsverfahren von Harn und Stuhl	41
5.3.1.	Die psychische Situation des Betroffenen	41
5.3.2.	Operative Technik der Harnableitung	43
5.3.3.	Operative Technik der Stuhlableitung	43
6.	Konservative therapeutische Maßnahmen	44
6.1.	Kontinenztraining	44
6.1.1.	Was ist Kontinenztraining?	44
6.1.2.	Wer eignet sich zum Kontinenztraining?	44
6.1.3.	Voraussetzungen für das Kontinenztraining	44
6.1.4.	Dokumentation der Inkontinenz	46
6.1.5.	Blasentraining	49
6.1.6.	Toilettentraining	50
6.1.7.	Begleitende Maßnahmen	51
6.2.	Kontinenztraining und spezielle Entleerungstechniken bei der Stuhlinkontinenz	52
6.2.1.	Kontinenztraining bei Stuhlinkontinenz	52
6.2.2.	Selbstirrigation	52
6.3.	Obstipation und Inkontinenz	54
6.3.1.	Was hat Obstipation mit Inkontinenz zu tun?	54
6.3.2.	Obstipationsprophylaxe	55
6.3.3.	Abführende Maßnahmen	57
6.4.	Beckenbodentraining	60
6.4.1.	Wann ist das Beckenbodentraining sinnvoll?	60
6.4.2.	Voraussetzungen für das Beckenbodentraining	60
6.4.3.	Die Beckenbodenmuskulatur	61
6.4.4.	Reduzierung des Drucks auf die Beckenbodenmuskulatur	61
6.4.5.	Durchführung des Beckenbodentrainings	63
6.5.	Bio-Feedback	64
6.6.	Elektrostimulation	65
6.7.	Fußreflexzonentherapie	65

7.	Inkontinenzprophylaxe	66
7.1.	Zukunftsperspektiven	66
7.2.	Schaffung eines kontinenzfördernden Umfeldes	67
7.3.	Nachbetreuung nach Streßinkontinenzoperationen	71
8.	Inkontinenzversorgungsmaterialien, ihre Anwendung und Pflege	72
8.1.	Kriterien zur Auswahl der geeigneten Inkontinenzversorgungsart	72
8.2.	Anforderungen an eine gute Inkontinenzversorgung	74
8.3.	Inkontinenzversorgungsmaterialien	74
8.3.1.	Aufsaugende Materialien	75
8.3.2.	Ableitende Inkontinenzsysteme	86
8.3.3.	Materialbeschaffung und Lagerhaltung	109
8.4.	Unterstützende Hilfsmittel	110
8.5.	Heil- und Hilfsmittelverordnung	120
9.	Pflege des inkontinenten Menschen	121
9.1.	Hautschutz und Hautpflege	121
9.1.1.	Physiologie und Pathophysiologie	121
9.1.2.	Probleme der Altershaut	123
9.1.3.	Hautschutz	123
9.2.	Hautkomplikationen	127
9.2.1.	Pilzinfektionen	127
9.2.2.	Kontaktekzeme	128
9.2.3.	Bakterielle Infektionen	128
9.2.4.	Kontaktallergien	129
9.2.5.	Dekubitus	129
9.3.	Umgang mit Inkontinenten	130
9.3.1.	Institution Krankenhaus	130
9.3.2.	Die häusliche Umgebung	132
9.3.3.	Alten- und Pflegeheime	133
10.	Instrumentelle Harnableitungsverfahren	134
10.1.	Harnableitungsverfahren — Lokalisation	134
10.1.1.	Indikationen für die instrumentelle Harnableitung	135
10.1.2.	Transurethraler oder suprapubischer Katheter?	136
10.2.	Transurethraler Verweilkatheter	136
10.2.1.	Kriterien zur Auswahl des geeigneten Katheters	137
10.2.2.	Pflege bei liegendem transurethralen Katheter	139
10.2.3.	Probleme des transurethralen Verweilkatheters	141

10.3.	Suprapubische Harnableitung	142
10.3.1.	Möglichkeiten der Verbandtechniken	142
10.3.2.	Kathetermaterial	143
10.3.3.	Verweildauer	143
10.4.	Nierenfistel	143
10.5.	Auffangsysteme	144
10.6.	Probleme der instrumentellen Harnableitungen	149
10.7.	Blasenspülungen	150
11.	**Psychologische Aspekte bei der Betreuung inkontinenter Menschen**	**151**
11.1.	Die Situation des Betroffenen	151
11.2.	Auswirkungen auf das familiäre Umfeld	152
11.3.	Hilfestellung durch die Betreuer	154
11.4.	Inkontinenz und Sexualität	155
12.	**Neurogene Blase**	**156**
12.1.	Krankheitsbilder	156
12.2.	Pathophysiologie der neurogenen Blase	157
12.3.	Blasenentleerungstechniken	158
12.3.1.	Der intermittierende Selbstkatheterismus	158
12.3.2.	Techniken zum Auslösen der Blasenentleerung	164
13.	**Enuresis, Encopresis**	**166**
13.1.	Enuresis	166
13.1.1.	Diagnostische Maßnahmen	167
13.1.2.	Therapie der Enuresis	168
13.2.	Encopresis	169
14.	**Selbsthilfeorganisationen und Interessenverbände**	**170**
15.	**Literaturverzeichnis**	**171**
16.	**Stichwortverzeichnis**	**172**

Vorwort

»Inkontinenz« — Hilfen, Versorgung und Pflege

Unter dem Symptom »Inkontinenz« versteht man den unwillkürlichen Verlust von Urin oder Stuhl zu ungelegener Zeit und am ungeeigneten Ort. Mit der zunehmenden Altersstruktur der Bevölkerung wird die Betreuung der Harn- und Stuhlinkontinenten in der häuslichen Pflege und der Heimpflege ein herausragendes Problem. Obwohl genaue epidemiologische Zahlen nicht bekannt sind, geht aus der »Home-Studie« der Universität von Michigan hervor, daß etwa 20 % aller Männer über 60 Jahre an einer Harninkontinenz leiden. Jeder 7. Bundesbürger über 60 Jahre scheint an einer nennenswerten Harninkontinenz zu leiden. Bei den 80jährigen sind es etwa 60 %, und bei den bettlägerigen Pflegeheimbewohnern steigt diese Anzahl auf über 60 % an. Frauen sind etwa 3mal häufiger betroffen als Männer. Es fiel in der sogenannten »Home-Studie« auf, daß mehr als die Hälfte dieser Betroffenen ihre Beschwerden weder ihrem Arzt noch ihrer Umwelt mitgeteilt hatten; denn der unwillkürliche Verlust von Urin ist für den Betroffenen ein schweres soziales und hygienisches Problem. Die Dunkelziffer ist dementsprechend hoch. Die ständige Angst, in der Öffentlichkeit Urin zu verlieren und nach Urin zu riechen, läßt die Patienten den Kontakt zu ihren Mitmenschen meiden. Sie zeigen sich nicht mehr in der Öffentlichkeit, leiden unter Vereinsamung und Depressionen, die bis zum Selbstmord führen können. Der ältere inkontinente Mensch endet sehr oft im Pflegeheim, da die Familie nicht bereit oder fähig ist, den inkontinenten älteren Menschen in der Familie zu versorgen. Die Harninkontinenz ist deshalb der zweithäufigste Einweisungsgrund in ein Pflegeheim.

Das Buch »Inkontinenz« von Brigitte Sachsenmaier unter Mitarbeit von Reinhold Greitschus wendet sich folgerichtig an das Pflegepersonal in Sozialstationen und Pflegeheimen und normalen Krankenstationen. Das besondere Verdienst dieser Autoren ist es, umfassend zu dem Thema »Inkontinenz« in leicht verständlicher Form zu informieren, wie am besten Hilfe geleistet werden kann.

Es beginnt mit einer Beschreibung der Ursache des Symptoms »Inkontinenz«, das in vielen Fällen heute diagnostisch gut eingeordnet und therapeutisch erfolgreich behandelt werden kann. Der vorschnellen und leichtfertigen Entscheidung, z. B. einen harninkontinenten Patienten mit einem Dauerkatheter zu versehen und ihn damit der chronischen Harnwegsinfektion und dem Siechtum der Nierenfunktion auszusetzen, setzt dieses Buch die Kenntnis für die vielfältigen Behandlungsmöglichkeiten, die heute zur Verfügung stehen, entgegen.

Der Praxis der Prävention wird ein breiter Raum gewidmet. Die Möglichkeiten der physiotherapeutischen Maßnahmen wie Beckenbodengymnastik, Bio-Feedback und Kontinenztraining sowie Entleerungstechniken der Blase werden beschrieben.

Die technische Industrie stellt heute eine Vielzahl versorgungstechnischer Möglichkeiten für inkontinente Menschen zur Verfügung. Es ist ein besonderes Verdienst dieses Buches, die bewährten technischen Hilfsmittel aufzulisten und ihre Anwendung zu beschreiben. Darüber hinaus wird der Leser über die Möglichkeiten der instrumentellen und operativen Harnableitung informiert und wird dadurch zu einem wertvollen Ratgeber für den inkontinenten Menschen.

Der wichtige psychische Aspekt in der Betreuung inkontinenter Menschen wird ausführlich erörtert und praktische Anleitungen gegeben, die es erleichtern, den Zugang zu diesen psychosozial schwerbehinderten Menschen zu finden. Nicht zuletzt listet dieses Buch Selbsthilfeorganisationen und Interessenverbände als Anleitung der Hilfe zur Selbsthilfe auf, was insbesondere den in häuslicher Pflege lebenden und auf sich alleingestellten älteren Menschen erleichtert, mit ihrem Schicksal zurechtzukommen.

Dieses Buch ist ein wichtiger Beitrag zur verbesserten pflegerischen Situation inkontinenter Menschen, und ich wünsche ihm die Verbreitung und Aufnahme, die es verdient.

April 1991   Friedhelm Schreiter

1. Einleitung

1.1. Was ist Inkontinenz?

»Unter Inkontinenz verstehen wir die Unfähigkeit, Harn oder Stuhl zurückzuhalten, um zu einem bestimmten Zeitpunkt willentlich zu entleeren.«

Dieses Symptom kann für den Betroffenen ein enormes Problem sein. So kann schon ein tröpfchenweiser Abgang von Harn für den einen Menschen eine sehr große psychische Belastung darstellen, während der andere mit seiner Inkontinenz sehr gut umgehen kann. Durch verbesserte diagostische und therapeutische Maßnahmen, aber auch durch Fortschritte in der Hilfsmittelversorgung kann individuell auf das Symptom »Inkontinenz« reagiert werden. Es wäre falsch, die Inkontinenz als »Altersschwäche« oder als unabwendbar anzusehen.

Der Tabubereich »Inkontinenz« wird allmählich durchbrochen: zum einen sicherlich durch eine »freiere und offenere« Haltung der jungen Generation. Niemand konnte sich vor Jahren vorstellen, daß über die Intimhygiene der Frauen gesprochen wird. Heute ist es selbstverständlich, daß für Damenbinden und Tampons in den Medien Werbung gemacht wird. Zum anderen tragen Selbsthilfeorganisationen ihren Teil zur Enttabuisierung bei. Und trotzdem ist es für die Betroffenen immer noch ein sehr schwerer Schritt, mit ihrem Leiden zum Arzt zu gehen. Schwierig ist es allein schon, die geeigneten Worte zu finden. Der Betroffene kennt meistens den Begriff »Inkontinenz« nicht. Wie kann er sein Problem formulieren? »Ich bin ständig naß.« »Ich mache in die Hosen.« »Meine Wasserleitung ist undicht.« Hinter der Aussage »Ich bin inkontinent« kann die Peinlichkeit der Situation sehr gut versteckt werden. Die erste Hürde ist genommen, und es kann ein Gespräch mit dem Arzt stattfinden. Es kann ... Vergessen wir nicht den peinlich berührten Arzt, der seinem Patienten zwar helfen will, aber vielleicht auch nicht die passenden Worte findet.

Dazu kommt, daß sich meist nur Fachärzte mit dem Thema Inkontinenz beschäftigen. Selbst Medizinstudenten hören nur wenig über technische Hilfsmittel zur Inkontinenzbehandlung. Der Hausarzt könnte bei der Anamnese bereits die Frage nach der Kontinenz berücksichtigen. Für viele Gynäkologen und Urologen ist es selbstverständlich geworden, diese Frage ins Gespräch miteinzubeziehen. Ähnlich ist die Situation auch für das Pflegepersonal. In Krankenpflegeschulen ist die Inkontinenz kein Thema auf dem Lehrplan; oft darauf zurückzuführen, daß das Pflegepersonal der Inkontinenz sehr gleichgültig gegenübersteht. Es ist leider völlig normal, daß inkontinente Menschen »gewikkelt« werden. Warum machen sich so wenige Pflegende Gedanken darüber, was man gegen die Inkontinenz und ihre Auswirkungen tun kann? Dies ist um so unverständlicher, als die gleichen Personen anderen pflegerischen Problemen aufgeschlossen gegenüberstehen. Dekubitusprophylaxe, um nur ein Thema zu nennen, wird auf mannigfaltige Art zu lösen versucht. Auch in der Fachpresse setzt man sich seit langer Zeit mit diesem Thema auseinander. Warum nicht auch mit gleicher Intensität mit dem Thema Inkontinenz? Um die Inkontinenz zu beseitigen, zu verbessern oder aber eine bessere Lebensqualität für den Betroffenen erreichen zu können, bedarf es der engen Zusammenarbeit verschiedener Disziplinen. Oft kommt dem Pflegepersonal dabei eine Vermittlerrolle zu. Sie sind häufig die ersten, die von dem Leiden erfahren. Es liegt an ihnen, ob der Betroffene sein Schicksal hinnehmen muß oder ob ihm Wege aufgezeigt werden, das Problem »Inkontinenz« zu bessern oder gar zu lösen. Wenn diese Vertrauensperson sehr gleichgültig reagiert und den Betroffenen, aus welchen Gründen auch immer, einfach in Windeln packt, ist das »inkontinente Schicksal« besiegelt. Durch ein Gespräch mit dem Betroffenen, in dem ihm erklärt wird, daß nach vorangegangener Inkontinenzdiagnostik die Möglichkeit einer erfolgversprechenden Therapie besteht, sollte ihm Hoffnung vermittelt werden: Hoffnung, zu einem kontinenten Leben zurückzufinden.

1.2. Auswirkungen auf die Situation der Pflegenden

Die Inkontinenz ist nicht nur ein Problem der älteren Generation. Zeigte doch eine sehr bekannte Studie von Wolin in einer Umfrage bei 4211 Schwesternschülerinnen im Alter von 17 bis 23 Jahren, daß 16,2 % der Befragten unter gelegentlichen, zum Teil aber auch erheblichen Inkontinenzbeschwerden litten. Diese Zahlen sollten uns betroffen machen. Werden solche Probleme verschwiegen (aus Scham und Peinlichkeit?), oder empfindet diese Generation dabei wirklich so wenig Krankheitswert? Es läßt sich voraussagen, daß die Anzahl der inkontinenten Menschen enorm zunehmen wird. Die Gründe dafür? Derzeit wird die Anzahl der harninkontinenten Menschen in der Bundesrepublik Deutschland auf über 3 Mill. geschätzt (etwa 6 % der Gesamtbevölkerung). Der größte Anteil der inkontinenten Betroffenen lebt in einer Pflegeeinrichtung. Diese Tatsache läßt zum einen die Vermutung aufkommen, daß das Auftreten der Inkontinenz oft der Grund für eine Einweisung in ein Alten- oder Pflegeheim ist, zum anderen signalisiert dies die Zusammenhänge zwischen zunehmendem Alter und Inkontinenz. In folgender Graphik können Sie die Verschiebung der Altersstrukturen jetzt und die Prognose für das Jahr 2030 ersehen. Es wird also anteilmä-

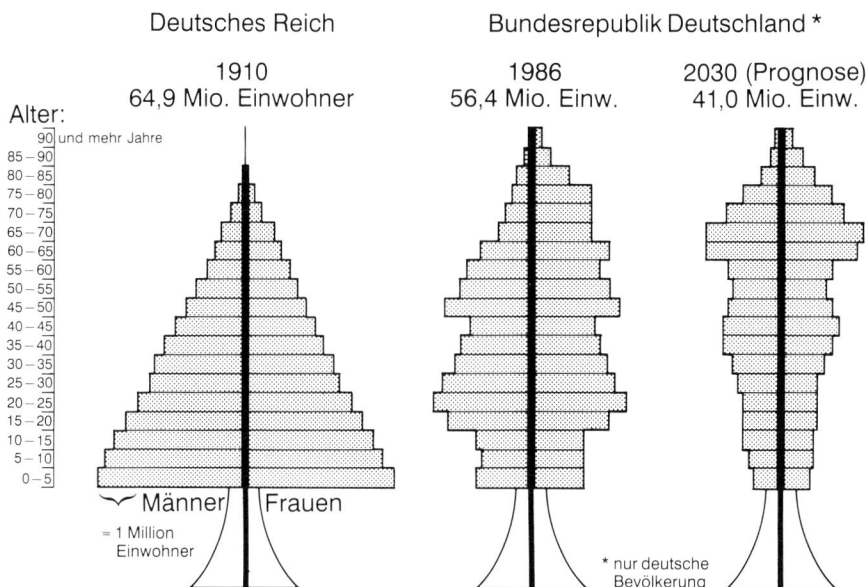

ABB. 1: *Alterspyramide.*

ßig an der Gesamtbevölkerung immer mehr alte Menschen geben. Die Wahrscheinlichkeit krank zu werden, d. h. die Morbidität, steigt mit zunehmendem Alter. Der Grad der Pflegebedürftigkeit nimmt häufig ebenfalls mit fortschreitendem Alter zu. Hinzu kommen die nachlassenden geistigen Funktionen. Und genau diese Dinge begünstigen das Auftreten der Inkontinenz.

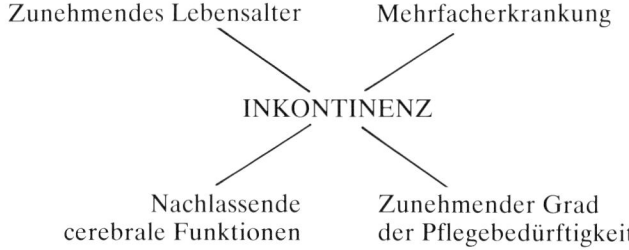

Gehen wir davon aus, daß die Anzahl der über 90jährigen im Jahr 2000 doppelt so hoch wie jetzt sein wird, erübrigt sich festzustellen, daß enorme Belastungen auf uns zukommen. Die Auswirkung auf die Personalsituation in Alten- und Pflegeeinrichtungen kann man sich leicht ausmalen. Schon jetzt wird ein nicht unerheblicher Teil der täglichen Arbeitszeit einer Pflegeperson für die Versorgung inkontinenter Menschen verwendet. Durch gezielte Aufklärung der Ärzte, der Pflegepersonen, der Betroffenen und dem Streben nach Vermeidung und Behandlung der Inkontinenz könnte eine wesentliche Verbesserung der Versorgung von Inkontinenten erreicht werden. Ein weiterer Angriffspunkt stellt die Einweisungsdiagnose »Inkontinenz« ins Alten- oder Pflegeheim dar. Gezielte Aufklärung der Angehörigen und der pflegenden Personen in der häuslichen Umgebung könnten zum Teil sicher verhindern, daß ein Mensch aus diesem Grund ins Alten- oder Pflegeheim gebracht wird. Es müssen zudem vermehrt ambulante Hilfsdienste gefordert werden.

2. Harninkontinenz

2.1. Das Kontinenzorgan

Um die Zusammenhänge bei der Diagnostik und Therapie der Inkontinenz verstehen zu können, ist es notwendig, die Anatomie und Physiologie des Kontinenzorgans zu kennen. Wir sprechen von Kontinenz, wenn die Fähigkeit, die Blase zu einem bestimmten Zeitpunkt willentlich zu entleeren, vorhanden ist.

2.1.1. Lage und Aufbau

Die Harnblase liegt im kleinen Becken hinter dem Schambein (os pubis), kann aber im gefüllten Zustand sehr viel weiter nach oben reichen. Ihre Innenfläche ist mit Schleimhaut (mehrschichtiges Epithel ①) ausgekleidet. Die sonst in Falten liegende Schleimhaut glättet sich bei zunehmender Blasenfüllung. Die Harnblase besteht aus ineinander verwobenen, längs- und querverlaufenden Muskelfasern. Die Gesamtheit dieser Muskelschichten bezeichnet man als Detrusormuskel (Detrusor vesicae ②). Dieser Detrusor zieht sich, wenn die Blase entleert werden soll, zusammen (Kontraktion) und befördert somit den Harn nach außen. Er unterliegt dem vegetativen Nervensystem, kann also willentlich nicht gesteuert werden. Er kann jedoch bei vorzeitig gewünschter Miktion zur Kontraktion gebracht werden. Die Muskelfasern des unteren Blasenanteils bilden am Übergang zur Harnröhre den sogenannten inneren Schließmuskel (Sphincter urethrae internus ③). Auch er unterliegt nicht unserem Willen, im Gegensatz zum äußeren Schließmuskel (Sphincter urethrae externus ④). Dieser äußere Schließmuskel besteht

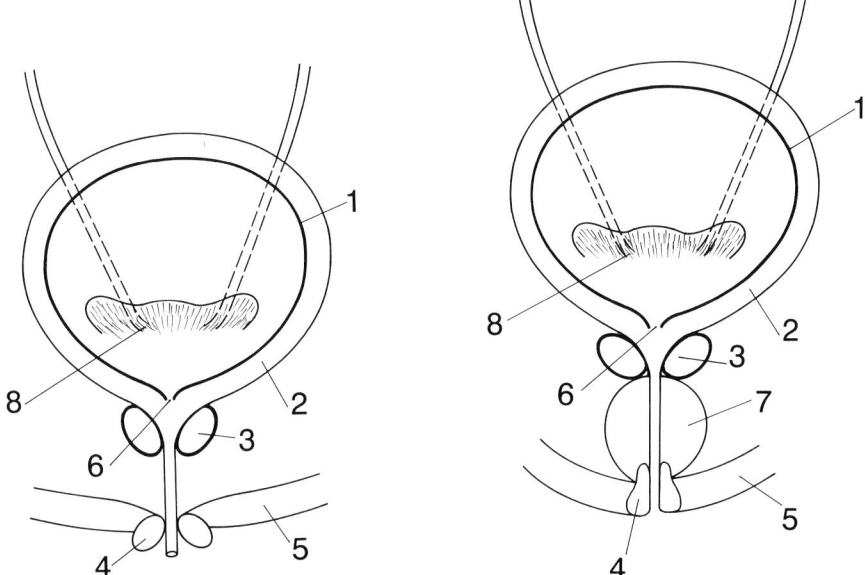

ABB. 2: Schematische Darstellung der Blase von Frau und Mann.

aus quergestreifter Muskulatur und umschließt die Harnröhre. Er ist Teil der gesamten Beckenbodenmuskulatur ⑤. Die Harnblase mündet an ihrer unteren Öffnung in die Harnröhre ⑥ ein. Die Harnröhre ist bei Frauen 3 bis 4 cm, bei Männern etwa 20 cm lang. Die relativ kurze Harnröhre der Frau erklärt, warum Frauen viel häufiger unter aufsteigenden Infektionen der Harnblase leiden als Männer. Die Harnröhre endet in den äußeren Geschlechtsorganen. Sie läuft beim Mann durch die Prostata ⑦ hindurch. In die Blasenhinterwand treten die Harnleiter schräg ein. An der Eintrittstelle der Harnleiter in die Blase befinden sich die Ostien ⑧. Sie verhindern durch das Zusammenziehen von Muskelfasern bei der Miktion den Rückfluß (Reflux) von Harn in die Nieren. Die Aufgabe der Harnblase ist es, den Harn zu sammeln. Ihr Fassungsvermögen kann bis zu einem Liter betragen. Einen Drang zum Wasserlassen, der aber noch gut toleriert werden kann, verspüren wir normalerweise schon bei 200 ml. Bei einer Füllung mit mehr als 500 ml kommt es zum starken bis schmerzhaften Harndrang.

2.1.2. Miktionsablauf

1 Wenn sich die Harnblase füllt, werden Dehnungsrezeptoren, die in der Blasenwand liegen, aktiviert. Diese Dehnungsrezeptoren veran-

18 Harninkontinenz

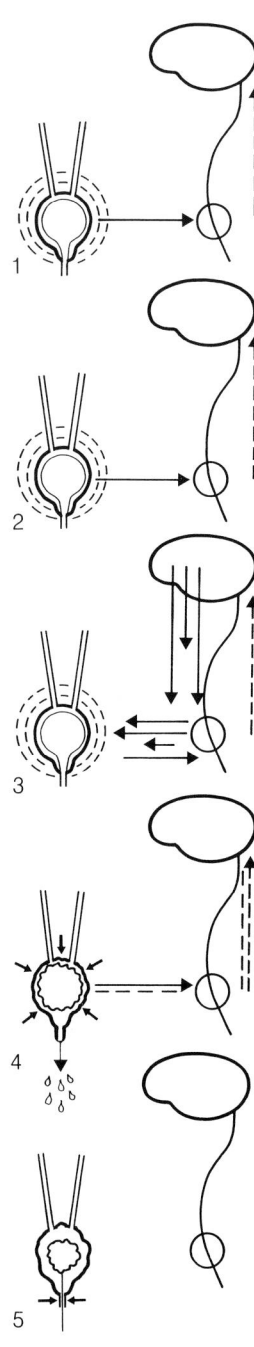

lassen die Meldung der Blasenfüllung über das sakrale Miktionszentrum im Rückenmark zum Gehirn.

2 In dem Moment wird uns bewußt, daß Harndrang vorhanden ist.

3 Vom Gehirn aus werden nun hemmende Impulse zurück zur Harnblase entsandt. Sie verhindern die »automatische« Blasenentleerung.

4 Die Detrusorkontraktion (Zusammenziehen des Blasenmuskels) findet erst dann statt, wenn wir bewußt die Hemmung aufheben, also dann, wenn wir die Toilette erreicht haben. Gleichzeitig und automatisch mit der nun folgenden Kontraktion der Blasenmuskulatur öffnet sich der Blasenhals. Die Harnblase zieht sich zusammen. Die Beckenbodenmuskulatur senkt sich. Willentlich öffnet sich der äußere Schließmuskel. Um eine Verstärkung des Harnstrahls zu erreichen, können wir die Bauchpresse betätigen.

5 Nach Beendigung der Miktion kontrahieren sich die Schließmuskel. Die Blase kann sich erneut füllen.

Im wesentlichen sind folgende Punkte für eine ungestörte Miktion verantwortlich.

— Die Überleitung der Nervenimpulse zwischen Gehirn, sakralem Miktionszentrum im Rückenmark und Blase muß funktionieren.

— Der Blasenmuskel selbst (Detrusor vesicae) muß intakt sein.

— Der innere Schließmuskel und der äußere Schließmuskel (Beckenbodenmuskulatur) müssen dem Blaseninnendruck standhalten.

Tritt an einer der beschriebenen Stellen eine Störung auf, so kann es zur Inkontinenz kommen.

ABB. 3: Miktionsablauf.

2.2. Harninkontinenzformen und -schweregrade

Das folgende Kapitel gibt eine Übersicht über die verschiedenen Inkontinenzformen und Schweregrade. Zugrunde gelegt ist die gängige Einteilung der International Continence Society (ICS). Es handelt sich jedoch, gerade bei älteren Menschen, meist nicht nur um einen Inkontinenztyp. Durch das Zusammentreffen verschiedener Ursachen bilden sich Harninkontinenzmischformen aus. Eine häufige Kombination ist z. B. die Kombination der Streß- und Dranginkontinenz. Diese Mischformen erschweren oft die Diagnostik, aber auch die Erfolgsaussichten einer Therapie.

2.2.1. Harninkontinenzformen

Streßinkontinenz

Bei der Streßinkontinenz handelt es sich um den unfreiwilligen Abgang anfänglich kleiner, tröpfchenweiser Urinmengen. Typischerweise zeigt sich diese Inkontinenzform bei Belastungen, wie z. B. beim Niesen, Husten, Lachen oder bei körperlicher Anstrengung (Lasten heben usw.).

Dranginkontinenz

Sie wird eingeteilt in die *motorische und sensorische* Dranginkontinenz. Sie geht, wie der Name schon sagt, mit sehr heftigem Harndrang einher, oft verbunden mit der Unfähigkeit, die Blasenentleerung zurückzuhalten. Die motorische Dranginkontinenz ist die typische Form der »Altersinkontinenz«. Sie entsteht dann, wenn Schädigungen des Gehirns vorliegen (z. B. nach Apoplexie, beim M. Alzheimer, Cerebralsklerose usw.). Der Auslöser für die sensorische Dranginkontinenz ist die Schädigung der Blase selbst (z. B. Blasenentzündung usw.).

Reflexinkontinenz

Bei der Reflexinkontinenz erfolgt die Blasenentleerung reflektorisch, d. h. ohne Steuerung des Gehirns. Sie tritt auf bei Schädigungen des Rückenmarks (z. B. Querschnittslähmung).

Überlaufinkontinenz

Diese Inkontinenzform zeichnet sich aus durch ein tröpfchenweises Abgehen kleiner Urinmengen bei gefüllter Blase (große Restharnmengen). Sie tritt häufig postoperativ auf, bei fehlender Blasenmotorik oder wenn eine Engstelle an der Harnröhre (z. B. Prostatavergrößerung) vorliegt.

Extraurethrale Inkontinenz
Harn tritt dabei außerhalb des natürlichen Harnableitungssystems nach außen. Wir finden diese Inkontinenzform beispielsweise bei angeborenen Mißbildungen des Urogenitaltrakts oder bei Blasen-Scheiden-Fisteln.

Enuresis
Bei der Enuresis handelt es sich um die kindliche Inkontinenz. Es liegen häufig (so wird angenommen) psychologische Störungen der normalen Entwicklung eines Kindes zugrunde. Jedoch können auch organische Störungen (wie bei Erwachsenen) die Ursache sein.

2.2.2. Schweregrade der Harninkontinenz
Grad I: Leichte Inkontinenz
Harntröpfeln oder gelegentlicher Harnverlust
Grad II: Mittelschwere Inkontinenz
Vermehrte Harninkontinenz beim Aufstehen aus sitzender oder liegender Position
Grad III: Schwere oder vollständige Inkontinenz
Ständiger Harnverlust (auch im Liegen)

2.3. Ursachen der Harninkontinenz

2.3.1. Neurogene Ursachen
Unter den neurogenen Ursachen verstehen wir die Krankheitsbilder, die mit einer Störung der Impulsüberleitung vom Gehirn über das Rückenmark zur Blase einhergehen.

Motorische Dranginkontinenz
Man kann davon ausgehen, daß die Erkrankungen, die eine Schädigung des Großhirns zur Folge haben, grundsätzlich eine Inkontinenz hervorrufen können. Genannt seien an dieser Stelle die Alzheimersche Erkrankung, die Apoplexie, der Morbus Parkinson oder die Arteriosklerose.
1 Die Blase entsendet Impulse ans Gehirn, welche den Harndrang vermitteln.
2 Das Gehirn hat die Aufgabe, die Detrusorkontraktionen (also die Blasenentleerung) zu hemmen. Und diese Hemmung kann durch die Gehirnerkrankung nicht erfolgen. Das heißt, der Betroffene spürt den Harndrang, kann aber die Entleerung nicht unterdrücken.
3 Es kommt zur unfreiwilligen Blasenentleerung, bevor die Toilette erreicht ist.

Dem Pflegepersonal ist diese Inkontinenzform sehr gut bekannt. Der Patient klingelt, weil er Wasser lassen muß, und bis die Schwester kommt, ist das Bett schon naß. Oder Sie machen sich auf, den Patienten zur Toilette zu begleiten, und unterwegs passiert schon die »Panne«. Kennt man die Ursache für solche Begebenheiten nicht, könnte man meinen, es sei eine Trotzreaktion des Patienten. Einerseits wissen wir wohl, daß bei alten Menschen in Form der Inkontinenz ein Gefühl der Vernachlässigung, der Depression usw. zum Ausdruck gebracht werden kann. Andererseits befähigt uns dieses Wissen aber nicht, bei jedem inkontinenten Menschen auf diese Trotzreaktion zu schließen. Denn in den meisten Fällen, gerade bei alten Menschen, handelt es sich um diese Form der Dranginkontinenz. Überlegen Sie sich, was Sie einem Menschen antun, wenn Sie ihm das Gefühl vermitteln, er hätte »mit Absicht in die Hose gemacht«. Vielleicht ist gerade dieser neue Heimbewohner sehr darum bemüht, den Schwestern nicht zur Last zu fallen, schafft es aber einfach nicht, kontinent zu sein. Diese Inkontinenzform kann sehr gut durch das sogenannte Kontinenztraining (Blasen- und Toilettentraining) behandelt werden.

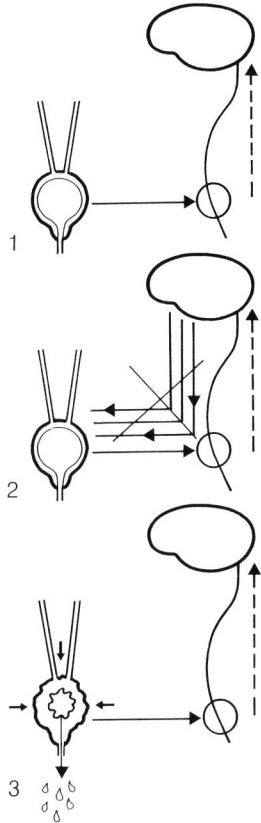

ABB. 4: Motorische Dranginkontinenz.

Sensorische Dranginkontinenz

Zu der sogenannten sensorischen Dranginkontinenz kann es dann kommen, wenn eine Schädigung des Blasenmuskels (Detrusor vesicae) selbst oder der Blasenschleimhaut vorliegt. Die Symptome sind die gleichen wie bei der motorischen Dranginkontinenz. Auslösende Faktoren können Blasensteine, Blasenentzündungen (Cystitiden) oder Tumore der Blase sein.
1 Durch die Blasenerkrankung werden vermehrt Impulse ans Gehirn entsandt, die Harndrang signalisieren.
2 Dies allein führt aber noch nicht unbedingt zur Inkontinenz, da das Gehirn normalerweise dann mit vermehrten hemmenden Impulsen reagiert.

22 Harninkontinenz

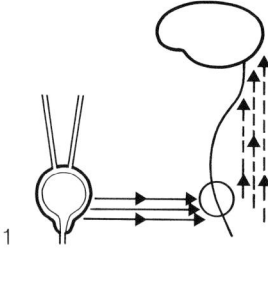

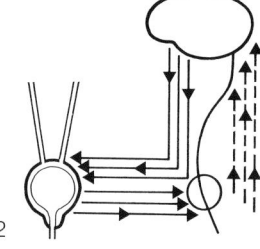

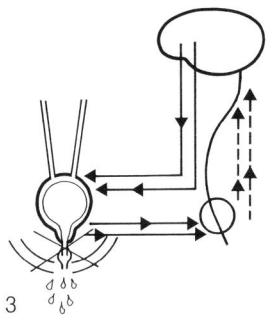

ABB. 5: Sensorische Dranginkontinenz.

3 Liegt jetzt eine Schädigung oder eine Schwäche des Kontinenzorgans vor, kann man sich leicht vorstellen, daß daraus eine Inkontinenz resultieren kann.

Dies zu wissen, ist in der Kranken- und Altenpflege dann besonders wichtig, wenn es darum geht, den Dauerkatheter zu entfernen. Wir wissen, daß ein länger liegender Dauerkatheter fast immer eine Blasenentzündung (Cystitis) hervorruft. Soll der Katheter entfernt werden, um zu beurteilen, ob der Patient kontinent ist, muß die Tatsache der Cystitis berücksichtigt werden. Der Patient kann zunächst einmal inkontinent sein.

Reflexblase

Liegt die Störung nicht im Gehirn, sondern in der Überleitung vom Gehirn zur Blase, sprechen wir von der Reflexblase oder Reflexinkontinenz. Dieses Erscheinungsbild finden wir zum Beispiel bei Querschnittsgelähmten, MS (Multiple Sklerose), Diabetes mellitus oder bei angeborenen Rückenmarksschädigungen (Spina bifida).

1 Die Meldung über die Blasenfüllung geht über das sakrale Miktionszentrum im Rückenmark zum Gehirn. Durch die Störung im Rückenmark findet die Überleitung zum Gehirn nicht statt. Der Betroffene verspürt somit auch meist keinen Harndrang.

2 Nun übernimmt das sakrale Miktionszentrum im Rückenmark die Steuerung (»Fehlsteuerung«) der Blasenentleerung.

3 Es finden unkontrollierte reflektorische Detrusorkontraktionen statt, die eine unwillkürliche Blasenentleerung auslösen können.

Nun können aber, gerade bei Querschnittsgelähmten, auch andere Störungen der Blasenfunktion auftreten. Diese einzelnen neurogenen Inkontinenzformen werden im Kapitel »Neurogene Blase« noch beschrieben (s. S. 156 ff.).

Inkontinenz als Folgeerscheinung
einer Operation

Oft treten auch nach radikalen Operationen im Blasen- oder Mastdarmbereich Störungen der Blasenentleerung auf (z. B. nach Entfernung des Mastdarms beim Rektumkarzinom). Sie kommen zustande durch Verletzungen der Nervenversorgung der Blase und/oder des Blasenschließmuskels. Auch hierdurch kommt es zu neurogenen Störungen.

2.3.2. Störungen am Verschlußsystem der Blase

Streßinkontinenz

Die wohl häufigste Inkontinenzform der Frau ist die sogenannte »Streßinkontinenz«. Diese Wortwahl rührt nicht etwa vom Modebegriff »Streß« her, sondern bedeutet in diesem Zusammenhang Anstrengung oder Belastung. Die Ursache dafür ist eine mangelnde Funktion des äußeren Schließmuskels. Wie wir schon gehört haben, ist der äußere Schließmuskel ein Teil der gesamten Beckenbodenmuskulatur. Und genau diese Beckenbodenmuskulatur ist geschwächt oder erschlafft. Frauen nach Schwangerschaft und Geburt berichten oft über die ersten Anzeichen einer Streßinkontinenz. Die Muskulatur im kleinen Becken wird durch die Schwangerschaft enorm beansprucht und gedehnt.

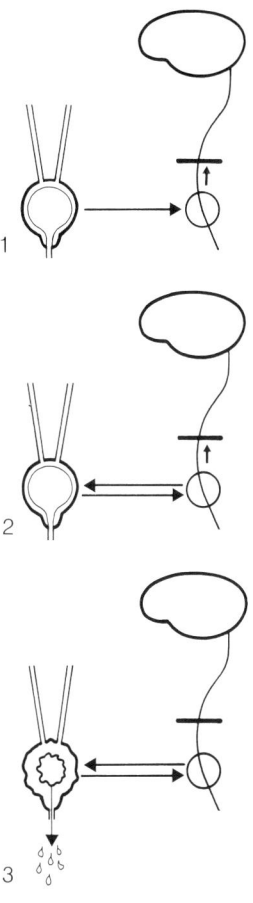

ABB. 6:
Reflexblase.

Eine Erschlaffung der Beckenbodenmuskulatur kann also immer dann auftreten, wenn hohe Druckbelastungen auf die Beckenbodenmuskulatur ausgeübt worden sind. Weitere Gründe können aber auch Übergewicht oder schwere körperliche Arbeit sein. Zudem verliert die Beckenbodenmuskulatur allein schon durch den physiologischen Alterungsprozeß an Stabilität. Veränderungen im kleinen Becken führen dazu, daß sich die anatomische Lage der Blase (Blasensenkung) verändert. Die weiblichen Geschlechtsorgane senken sich ebenfalls im Laufe der Jahre. Der rechtwinklige Austritt der Harnröhre aus der Blase ist für die Kontinenz sehr wichtig. Kommt es zur Veränderung dieses Winkels, so entsteht ein Ungleichgewicht der Druckverhältnisse in Blase und Harnröhre. Bei einer plötzlichen Druckerhöhung im Bauchraum, und damit auf die Blase, kann der Verschlußdruck der Harnröhre diesem Druck nicht standhalten, und es tritt Harn ungewollt aus.

Streßinkontinenz des Mannes

Eine Schädigung des Schließmuskels beim Mann beruht meistens auf Folgezuständen nach Operationen an der Harnröhre (z. B. radikale Prostatektomie), bei der die Funktion des Blasenhalses (innerer Schließmuskel) im wesentlichen aufgehoben ist. Der äußere Schließmuskel muß hierbei die Kontinenz gewährleisten.

Inkontinenz durch Östrogenmangel

Der Östrogenmangel nach den Wechseljahren führt zu Veränderungen der Schleimhäute von Scheide und Harnröhre. Die atrophischen Veränderungen, die bis in die Harnblase reichen können, führen sehr häufig zu Inkontinenzerscheinungen. Die Schleimhaut der Harnröhre wird durch diese Veränderung zudem anfälliger für bakterielle Entzündungen (Urethritis).

Überlaufinkontinenz

Im eigentlichen Sinne ist diese Inkontinenzform keine Inkontinenz, sondern eine Blasenentleerungsstörung mit Inkontinenzfolge. Durch eine Verengung der Harnröhre, meist durch eine Prostatahyperplasie (Vergrößerung der Vorsteherdrüse) bedingt, kommt es zur ungenügenden Entleerung der Harnblase mit großen Restharnmengen. Besteht ein Abflußhindernis längere Zeit, so verliert die Blase durch die ständige Überdehnung der Muskelfasern die Fähigkeit, sich zu kontrahieren. Urin geht dann ständig, aber nur tröpfchenweise, ungewollt ab.

2.3.3. Häufige, nicht organische Ursachen der Inkontinenz

Reizblase der Frau

Bei der sogenannten Reizblase der Frau handelt es sich um die häufigste psychosomatische, urologische Erkrankung. Die Frauen klagen über ständigen Harndrang, unter Umständen über Harninkontinenz.

Inkontinenz infolge Medikamenteneinnahme

Von sehr vielen Medikamenten wissen wir, daß sie eine Inkontinenz verstärken, evtl. sogar verursachen können. So wirken beispielsweise Schlafmittel (Barbiturate) oder bestimmte Schmerzmittel indirekt auch auf die Blasenmuskulatur. Sie verursachen eine Erschlaffung des Detrusors (Blasenmuskels). Diese Erschlaffung führt oft zu einer

Überlaufinkontinenz. Als weiteres Beispiel seien die Diuretika (ausschwemmende Medikamente) genannt. Diuretika werden verabreicht z. B. bei Herzinsuffizienz, um die zirkulierende Blutmenge zu verkleinern. Eine neu begonnene Therapie geht deshalb immer mit sehr großen Harnmengen einher. Liegen Störungen des Kontinenzorgans vor, so kann diese Therapie der Auslöser für die Inkontinenz sein.

Inkontinenz infolge psychischer Faktoren

Ein typisches Beispiel für das Auftreten einer Inkontinenz auf Grund psychischer Faktoren dürfte die Enuresis (Bettnässerleiden bei Kindern) sein. Aber auch bei Erwachsenen und älteren Personen führen oft psychische Veränderungen oder Probleme dazu. Wir kennen selbst Situationen, bei denen wir öfter zur Toilette gehen müssen. Ich möchte hier das Beispiel der »Prüfungsangst« nennen. Ein Tier, das sich in Todesangst befindet, gehetzt oder gejagt wird, läßt »aus Angst« Harn oder Stuhl unter sich. Auch beim Menschen kann diese Körperfunktion durch Schreck oder Angst außer Kontrolle geraten. Wir alle kennen Ausdrücke wie: »Ich habe vor Angst fast in die Hose gemacht.« Die Einweisung eines alten Menschen ins Altenheim oder Krankenhaus bringt auch schwere psychische Belastungen mit sich. Diesen Belastungssituationen sind viele alte Menschen nicht mehr gewachsen. Dies kann sich unter anderem in Verwirrtheitszuständen oder aber auch im Auftreten einer Inkontinenz äußern. Jeder in der Alten- und Krankenpflege Tätige kennt folgende Situation: Ein alter Mensch wird ins Altenheim gebracht. Es wird festgestellt, daß er inkontinent ist. Unglaublich erscheint es dann, wenn wir von Angehörigen hören, daß genau dieser alte Mensch seinen Haushalt zum Großteil noch selbst versorgte und auch nie inkontinent war. Der Inkontinenz können aber auch »echte« psychische Erkrankungen zugrunde liegen. Ein Beispiel dafür ist die Depression oder »Verwirrtheit im Alter«. Diese Menschen registrieren den Harndrang vielleicht schon noch, können aber nicht darauf reagieren. Sie haben den Mechanismus, den sie ihr Leben lang gebraucht haben, einfach verlernt. Ähnlich ist es bei Neurosen oder Psychosen, obwohl auch hier eine völlig normale Blasenentleerungsfunktion zugrunde liegen kann. Nennen möchte ich auch noch Erkrankungen, bei denen die Aufnahmefähigkeit des Betroffenen herabgesetzt ist. Bei der sensilen Demenz (Altersschwachsinn) ist das Reaktions- und Denkvermögen herabgesetzt. Es entstehen oft sehr »komische, aber todernste« Situationen. Die Toilettentür wird nicht erkannt, der Betroffene uriniert im Schwesternzimmer, weil er glaubt, er befände sich auf der Toilette. Oder der Betroffene wird auf die Toilette gesetzt und weiß einfach nicht mehr, wozu er dort sitzt.

3. Stuhlinkontinenz

Unter Stuhlkontinenz versteht man die Fähigkeit, Stuhl und Darmgase zurückzuhalten, um dann, nach Erreichen der Toilette, willentlich zu entleeren.

3.1. Das Kontinenzorgan

3.1.1. Lage und Aufbau

Der Mastdarm ① (Rektum) bildet den untersten Teil des Dickdarms. Er wird nach außen durch den äußeren Schließmuskel ② (Musculus ani externus) verschlossen. Dieser Schließmuskel kann willentlich beeinflußt werden. Die Aufgabe des Mastdarms ist, neben der Stuhleindikkungsfunktion, hauptsächlich die Reservoirfunktion. Der Mastdarm und die Schließmuskeln stellen das eigentliche Kontinenzorgan dar. Sie vermitteln uns die Empfindung für den Stuhl, auch, ob der Stuhl fest oder flüssig ist, oder ob es sich um Darmgase handelt. An den äußeren Schließmuskel schließt sich der innere Schließmuskel ③ (Musculus ani internus) an, der ständig kontrahiert ist und unserem Willen nicht unterliegt. Er verhindert, daß Stuhl in den unteren Abschnitt des Analkanals eintritt. Am Übergang des äußeren Schließmuskels zum Mastdarm legt sich um den Darm der Puborektalmuskel ④ (M. puborectalis), der Teil des Musculus levators ⑤ ist. Dieser M. levator ist ein Teil der gesamten Beckenbodenmuskulatur. Auch hier gilt es wieder darauf hinzuweisen, daß die Folge einer Beckenbodenmuskulaturschwäche Stuhlinkontinenz sein kann. Einen zusätzlichen Verschluß übt das Corpus cavernosum recti ⑥ aus, ein durch arterielles Blut gefüllter Schwellkörper. Er garantiert bei gesundem Kontinenzorgan die absolute Abdichtung, auch für flüssigen Stuhl. Verändert sich dieser Schwellkörper im Sinne einer Krampfaderbildung, sprechen wir von Hämorrhoiden.

3.1.2. Physiologie der Stuhlentleerung

Der Mastdarm füllt sich mit Stuhl. Durch die in der Darmwand liegenden Dehnungsrezeptoren geht die Meldung der Darmfüllung über das Rückenmark zum Großhirn. Als Antwort des Gehirns erschlafft der innere Schließmuskel, ohne daß wir diese Erschlaffung willentlich beeinflussen können. Stuhl tritt weiter nach unten. Der äußere Schließmuskel ist noch kontrahiert. Gleichzeitig mit der Erschlaffung des inneren Schließmuskels wird, durch die Steuerung des Gehirns hervorgerufen, eine vermehrte Peristaltik (Darmbewegungen) in Gang gesetzt. Das

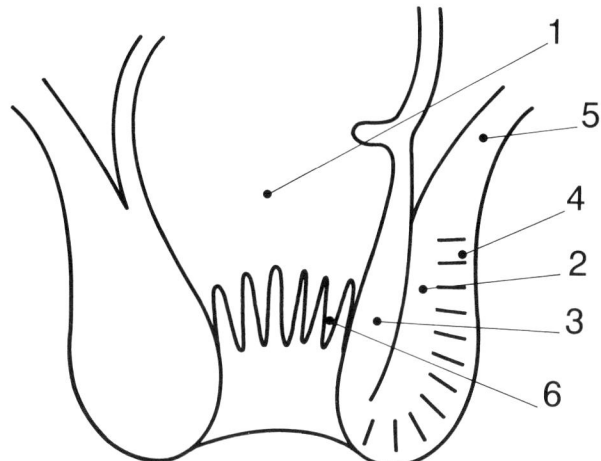

ABB. 7: Anatomie des Stuhlkontinenzorgans.

Großhirn entsendet (ähnlich wie bei der Miktion) ständig hemmende Impulse. Diese hemmenden Impulse verhindern die Erschlaffung des äußeren Schließmuskels und des Puborektalmuskels und damit die Stuhlentleerung. Besteht Stuhldrang über einen längeren Zeitraum, und es wird nicht entleert, so entfallen die Impulse der Darmwand (der Dehnungsrezeptoren) wieder. Der Stuhldrang läßt nach.

Soll Stuhl entleert werden, so erschlafft durch unseren Willen (Wegfall der Hemmung durch das Gehirn) auch der äußere Schließmuskel und der Puborektalmuskel (also der Beckenboden). Es entsteht ein »offener Kanal« für den Stuhl. Unter Zuhilfenahme der Bauchpresse und der Aufwärtsbewegung der Beckenbodenmuskulatur wird der Stuhl nach außen befördert. Der kontinente Zustand stellt sich wieder ein, indem die unwillkürliche und willkürliche Muskulatur sich wieder kontrahiert. Die Peristaltik läßt nach. Außer dem mechanischen Kontinenzorgan ist also auch hier wieder eine intakte Steuerung des Großhirns, des Rückenmarks und der Nervenversorgung des Mastdarms und des Kontinenzorgans selbst zwingend notwendig für die Stuhlkontinenz. Treten an einer der beschriebenen Stellen Störungen auf, kann dies der Auslöser für die Stuhlinkontinenz sein.

3.2. Schweregrade der Stuhlinkontinenz

Grad I: Leichte Form
Unkontrollierter Abgang von Winden
Leichte Verschmutzung der Wäsche

Grad II: Mittlere Form
Unkontrollierter Abgang von dünnflüssigem Stuhl
Unkontrollierter Abgang von Winden
Gelegentlicher Stuhlabgang

Grad III: Schwere Form
Stuhl und Winde gehen vollständig unkontrolliert ab

3.3. Ursachen der Stuhlinkontinenz

Wir wissen jetzt, wie das Kontinenzorgan funktioniert. Daraus läßt sich ableiten, wo die Störungen liegen können, die zur Stuhlinkontinenz führen. Es ist jedoch bekannt, daß eine Stuhlinkontinenz nur dann auftritt, wenn mehrere Funktionen gleichzeitig ausfallen. Oft werden, wenn nur eine Funktion ausfällt, Kompensationsmechanismen in Gang gesetzt. Oder es kommen, wie bei der Harninkontinenz, wieder sehr subjektive Aspekte hinzu. Der Arzt wird deshalb immer wieder Überraschungen bei der Diagnostik erleben. Klagt der eine Patient bei bestimmten Meßwerten (Analdruckmessung) über Inkontinenz, so kann ein anderer Mensch mit wesentlich schlechteren Meßwerten noch vollkommen kontinent sein. Beachten sollte man auch immer die psychischen Faktoren, die unter Umständen der Inkontinenz zugrunde liegen können. Warnen muß man allerdings davor, psychische Hintergründe als Ursache anzunehmen, wenn noch keine Diagnostik durchgeführt worden ist, d. h. organische Ursachen noch nicht ausgeschlossen sind. Gerade die Stuhlinkontinenz ist sehr häufig ein Symptom einer schwerwiegenden und evtl. behandelbaren Erkrankung. Nennen möchte ich an dieser Stelle nur das Karzinom des Rektums, welches sich durch chronische Obstipation, aber auch durch Inkontinenz bemerkbar machen kann.

3.3.1. Neurologische Störungen

Störungen der Impulsüberleitung

Es kann sich um Störungen handeln, bei denen die Überleitung vom Gehirn zum Stuhlkontinenzorgan gestört ist. Dies ist z. B. beim M. Alzheimer oder bei der Apoplexie der Fall. Die Hemmung des Großhirns und damit die Verhinderung der Stuhlentleerung ist nicht gegeben. Der Betroffene spürt zwar den Stuhldrang, kann aber den Zeitpunkt der Entleerung nicht beeinflussen.

Störungen des sensiblen Kontinenzorgans

Störungen, die eine fehlende oder gehemmte Meldung des Stuhldrangs ans Großhirn zur Folge haben, bewirken eine Inkontinenz. Die sensible

Schleimhaut des Mastdarms meldet den Stuhldrang ans Gehirn. Gleichzeitig erhält das Gehirn eine Aussage über die Konsistenz des Stuhls, oder ob es sich um Darmgase handelt. Kommt es zum Rektumprolaps (Vorfall), so befindet sich dieser sensible Teil des Darms außerhalb des Körpers. Stuhl wird dann erst verspürt, wenn Darminhalt ausgetreten ist. Ähnlich ist die Situation nach anorektalen operativen Eingriffen (z. B. nach Entfernung des Hämorrhoidalplexus unter fehlerhafter Mitnahme der sensiblen Schleimhaut). Auch nach der tiefen anterioren Resektion nach Dixon kann es zu zeitweiligen Kontinenzstörungen wegen der fehlenden Rektumampulle kommen. Der sensible Teil, also der Teil, der die Meldung ans Gehirn auslösen sollte, wird dabei entfernt. Auch führt z. B. die diabetische Neuropathie oder die Strahlenproktitis zu solchen Fehlmeldungen. Stuhl oder Darmgase werden durch die mangelnde sensorische Fähigkeit des Kontinenzorgans falsch eingeschätzt.

Unterbrechung der Nervenbahnen im Rückenmark

Eine reflektorische Stuhlentleerung kommt zustande bei einer Unterbrechung der Impulsüberleitung im Rückenmark (z. B. Querschnittslähmung, Spina bifida, MS). Die Entleerung erfolgt also unter Wegfall der Kontrolle des Gehirns rein reflektorisch und kann nicht beeinflußt werden. Je nachdem, wo die Unterbrechung im Rückenmark ist, kann es aber auch zum spastischen Verschluß des Schließmuskels kommen, der dann zu Stuhlentleerungsstörungen führt.

3.3.2. Störungen am Kontinenzorgan

Angeborene Störungen

Zu den angeborenen Mißbildungen des Kontinenzorgans zählen die Anal- oder Rektumatresie. Diese Teile des Darms wurden entwicklungsgeschichtlich beim Kind nicht oder nur teilweise angelegt. Beim Fehlen des Schließmuskels tritt häufig der Stuhl über eine Fistel nach außen.

Erworbene Störungen

Genannt seien an dieser Stelle die große Gruppe der chronisch entzündlichen Darmerkrankungen (Morbus Crohn, Colitis ulcerosa), unter denen meist sehr junge Menschen leiden. Diese entzündlichen Darmerkrankungen gehen oft mit der Zerstörung des Kontinenzorgans einher. Außerdem treten sehr häufig massive Durchfälle auf, so daß sich dies bei mangelnder Schließmuskelfunktion für den Betroffenen natürlich verheerend auswirkt. Diese Menschen leiden unter einer schwerwiegenden Inkontinenz. Soziale Kontinenz kann oft nur durch die Anlage einer Ostomie (künstlicher Darmausgang) erreicht werden. Weitere Ursachen für die Zerstörung des Kontinenzorgans können operative Fistelspaltungen, infiltrierende Abszesse, Dammriß nach einer Geburt, ausgedehnte Fissuren des Afters, aber auch Pfählungsverletzungen (Sturz vom Malergerüst) sein.

Zu dieser Gruppe zählen auch die Krebserkrankungen des Rektums, die ebenfalls bei lokaler Infiltration zur Zerstörung des Kontinenzorgans führen. Wird im Rahmen einer operativen Karzinomentfernung der Mastdarm unter Erhalt des Kontinenzorgans entfernt, so kann es trotzdem zur Inkontinenz kommen, weil die Reservoirfunktion entfällt. Wir haben gehört, daß die Beckenbodenmuskulatur, also der Puborektalmuskel und der M. levator ani, ein Teil des Kontinenzorgans sind. Bei einer Beckenbodenmuskulaturschwäche läßt die Verschlußkraft des Puborektalmuskels nach. Die schlaffe, nach unten durchhängende Beckenbodenmuskulatur streckt den Darm. Daraus resultiert eine Gefährdung der Kontinenz. Diese Inkontinenzform kann durch lang andauerndes und intensives Beckenbodentraining gebessert evtl. sogar behoben werden.

3.3.3. Weitere Ursachen

Ein großer Anteil der Stuhlinkontinenz bleibt leider trotz aufwendiger Diagnostik ungeklärt. Diese Inkontinenzform bezeichnen wir als idiopathische Inkontinenz, was nicht mehr heißt als »Ursache unbekannt«. Auch können für die Stuhlinkontinenz Medikamente verantwortlich sein. Genannt seien hier wieder die Psychopharmaka und Barbiturate (Schlafmittel), die einen teilweisen Wegfall der Hemmung durch das Gehirn bewirken. Bei Störungen am Kontinenzorgan führen Laxantien und Antibiotika durch das Auftreten von Durchfällen zur Inkontinenz.

3.3.4. Obstipation

Der häufigste Grund einer Stuhlinkontinenz ohne organische Ursache dürfte vor allem bei alten und bettlägerigen Menschen, aber auch schon bei Kindern, eine Obstipation sein. Auf dieses Thema wird in Kapitel 6.3. ausführlich eingegangen.

3.3.5. Stuhlinkontinenz im Alter

Der Stuhlinkontinenz im Alter liegen fast immer mehrere auslösende Komponenten zugrunde. Die Therapie wird dadurch erheblich erschwert. Die Stuhlinkontinenz kann auf einer Beckenbodenmuskulaturschwäche beruhen. Hinzu kommen Alterserscheinungen wie Arteriosklerose, senile Demenz (Altersschwachsinn) oder verminderte Aufnahmefähigkeit. Oft besteht durch eine mangelnde Verschlußkraft der Schließmuskeln keine genügende Abdichtung mehr. Der alte Mensch kann bei festem Stuhlgang zwar noch kontinent sein, Darmgase gehen aber häufig unkontrolliert ab. Die Inkontinenz tritt meist zuerst bei Durchfällen in Erscheinung. Die Darmfüllung wird zudem durch eine alters- oder diabetesbedingte Einschränkung der sensorischen Fähigkeit der Schleimhaut nicht mehr ausreichend verspürt. Bei Institutionalisierung (z. B. Einweisung ins Altenheim) des Betroffenen können schwere psychische Belastungssituationen auftreten (Gefühl der Vernachlässigung, Gefühl, nicht gebraucht zu werden, Umgewöhnung ins neue Heim, Verlust von Freunden und Tieren usw.). Hinzu kommt, daß dem alten Menschen die Räumlichkeiten fremd sind. Er erkennt die Toilettentür nicht oder verirrt sich. Die Liste der möglichen Ursachen könnte noch fortgeführt werden. All diese Faktoren können gleichzeitig ausschlaggebend für die Inkontinenz sein. Bei der kontinenzwiederherstellenden Therapie müssen deshalb viele Faktoren berücksichtigt werden.

4. Diagnose

4.1. Diagnostik kann eine Chance sein, hat aber auch ihre Grenzen!

Eine Abklärung der Inkontinenzform und -ursache durch eine individuell gestaltete Diagnostik ist erforderlich, um eine sinnvolle Therapie einleiten zu können. Oft kann schon an Hand bestimmter Aussagen des Patienten eine bestimmte Inkontinenzform vermutet werden, die dann durch die Diagnostik bestätigt werden muß. Dazu gehört auch, daß man sich überlegen sollte, wenn ein Mensch mit Windeln versorgt ist, ob die »Windelversorgung« überhaupt notwendig ist. Eventuell kann das Inkontinenzproblem auf andere Art und Weise gelöst werden. Diese Aufgabe fällt sehr oft dem Kranken- und Altenpflegepersonal zu, weil es am ehesten das Vertrauen des Betroffenen genießt. Es bleibt deshalb unverständlich, daß bei alten Menschen die Inkontinenz als »natürlich und altersbedingt« angesehen wird. Es bleibt auch unverständlich, daß unter dem Vorwand, diesem Menschen könne man keine Diagnostik mehr zumuten, ihm die Inkontinenz zugemutet wird. Denken wir an die seelische Verfassung des alten Menschen, der »wie ein Kind« unter sich läßt und gewickelt werden muß. Ist es dann nicht natürlich, daß der Betroffene depressiv wird? Ist es nicht auch normal, daß dann Forderungen kommen, nicht mehr im Gemeinschaftsraum zu speisen oder nicht mehr an gesellschaftlichen Veranstaltungen teilzunehmen? Ich sehe im Akzeptieren der Inkontinenz, ohne den Versuch einer Therapie unternommen zu haben, eine Unterlassung von Maßnahmen, die zu schwerwiegenden psychischen und sozialen Folgen für den Betroffenen führt. Die Inkontinenz muß erkannt und dem Arzt weitervermittelt werden. Er kann dann die notwendige Diagnostik einleiten. Sehr sorgfältig muß im Team »Arzt — Pflegepersonal — Patient — Angehörige« abgewogen werden, welche Untersuchungen stattfinden sollen. Das Ausmaß der Diagnostik muß sich selbstverständlich nach dem möglichen Erfolg einer Therapie richten. Es gilt hier nicht, »Diagnostik um jeden Preis« zu praktizieren.

4.2. Inkontinenzanamnese

Um den Betroffenen auf das ärztliche Gespräch vorzubereiten, hat es sich bewährt, eine Inkontinenzanamnese durchzuführen. Der Anamnesebogen wird vom Betroffenen, evtl. mit seinen Angehörigen oder mit dem Pflegepersonal zusammen, ausgefüllt. Die Vorbereitung auf das Gespräch mit dem Arzt hat den Vorteil, daß sich der Betroffene schon vorher Gedanken über »seine Inkontinenz« macht. Das erspart dem Arzt Zeit. Zudem lassen sich Peinlichkeiten und negative Aussagen leichter schriftlich fixieren als mündlich formulieren. Der Arzt, aber auch das Pflegepersonal sollte sich dabei aber immer wieder die Peinlichkeit der Situation bewußt machen. Der Arzt erhält in dem Anamnesegespräch einen Eindruck von der psychischen und körperlichen Verfassung des Patienten. Somit kann er beurteilen, ob der Betroffene fähig ist, z. B. ein Kontinenztraining durchzuführen. Er stützt also auf diese Aussagen und Eindrücke die weiteren diagnostischen und therapeutischen Maßnahmen. An dieser Stelle wird am Beispiel der Harninkontinenz ein Anamnesebogen vorgestellt. Die fettgedruckten Kommentare erscheinen natürlich nicht auf dem Fragebogen, den der Betroffene erhält. Sie sollen lediglich den Grund für die Fragestellung erläutern.

Anamnesebogen zur Harninkontinenz

Name: ....
Geburtsdatum: ....
Geschlecht: männlich ☐ weiblich ☐
Körpergröße: .... cm
Gewicht: .... kg

                                                                                                             Ja Nein

1. Seit wann bemerken Sie den
   unfreiwilligen Harnabgang?   Monat....... Jahr.......

2. Wurden Sie wegen der Blase schon
   einmal behandelt bzw. operiert? ☐ ☐
3. Traten das erste mal die Beschwerden auf
   - nach einer Geburt? ☐ ☐
   - nach oder in den Wechseljahren? ☐ ☐
   - nach einer Operation? ☐ ☐
   - nach einer Erkrankung? ☐ ☐
   - andere Gründe ....
4. Leiden oder litten Sie an einer der
   folgenden Erkrankungen?
   - Diab. mell. (Zuckerkrankheit) ☐ ☐
   - Multiple Sklerose ☐ ☐
   - Schlaganfall ☐ ☐
   - Rückenmarkserkrankung ☐ ☐
   - Alzheimersche Erkrankung ☐ ☐
   - Morbus Parkinson ☐ ☐
5. Wurden Sie in der letzten Zeit vom
   Frauenarzt untersucht? Wann? ....
6. Wurde bei Ihnen eine
   Prostataerkrankung festgestellt? ☐ ☐
7. Haben Sie Schmerzen oder Brennen
   beim Wasserlassen? ☐ ☐
8. Leiden Sie häufig unter
   Blasenentzündungen (Brennen,
   häufiges Wasserlassen)? ☐ ☐
9. Trinken Sie weniger als 2 Liter täglich? ☐ ☐
10. Leiden Sie an einer anderen
    Erkrankung? ☐ ☐
    An welcher? ....
    ....
11. Liegen die Wechseljahre schon hinter
    Ihnen? ☐ ☐
12. Leiden Sie unter chronischen
    Verstopfungen oder sonstigen
    Verdauungsbeschwerden? ☐ ☐
13. Haben Sie oder führen Sie noch schwere
    körperliche Arbeiten aus? ☐ ☐
14. Nehmen Sie Medikamente ein?
    Welche? ....
    ....
    ....
15. Nehmen Sie ab und zu oder regelmäßig
    Schlaf- oder Beruhigungsmittel? ☐ ☐
16. Sind Sie vergeßlich? ☐ ☐
17. Haben Sie Schwierigkeiten, sich zu
    konzentrieren? ☐ ☐

34 *Diagnose*

18. Leiden Sie unter einem körperlichen
    Gebrechen (Gehbehinderung,
    Sehbehinderung usw.)? ☐ ☐
    Welche Art der Behinderung? ....
    ....

Die Fragen 1 bis 18 versuchen, die Inkontinenzursache abzuklären.

19. Stellen Sie fest, daß Urin abgeht
    beim Lachen, Niesen oder Husten? ☐ ☐
    bei Anstrengungen? ☐ ☐
    im Liegen? ☐ ☐
    immer? ☐ ☐

Diese Frage erforscht den Inkontinenztyp »Streßinkontinenz« und den dazugehörigen Inkontinenzgrad (Grad I bis III).

20. Gibt es eine Regelmäßigkeit
    (z. B. morgens, nur nachts,
    nach dem Essen usw.)? ☐ ☐
    Welche? ....
    ....
    ....
21. Treten die Beschwerden nur manchmal
    auf (z. B. bei Erkältungen)? ☐ ☐
22. a) Wie häufig gehen Sie täglich zur
       Toilette? ca. ....
    b) Wie oft davon geht Urin schon vor
       Erreichen der Toilette ab? ca. ....
23. Entleert sich Ihre Blase,
    ohne daß Sie Harndrang verspürten? ☐ ☐
    nachdem Sie Harndrang verspürten? ☐ ☐
24. Verspüren Sie öfter lästigen
    Harndrang, obwohl Sie gerade Ihre
    Blase entleert haben? ☐ ☐
25. a) Müssen Sie bei Harndrang sofort
       und schnell zur Toilette? ☐ ☐
    b) Können Sie länger als 15 Minuten
       warten? ☐ ☐
26. Sind Sie manchmal auf der Toilette und
    können, obwohl Ihre Blase voll ist, kein
    Wasser lassen? ☐ ☐
27. Haben Sie Schwierigkeiten, den
    Harnstrahl beim Wasserlassen zu
    unterbrechen? ☐ ☐
28. Tröpfelt der Urin noch manchmal nach
    dem Wasserlassen? ☐ ☐

Die Fragen 20 bis 28 stellen die Inkontinenzart fest und geben somit wiederum einen Rückschluß auf eventuelle Ursachen.

29. Benutzen Sie eine
    Inkontinenzversorgung? ☐ ☐
    Welche?
       Einlagen, Binden ☐ ☐
       Kondomurinale ☐ ☐
       anderes ☐ ☐
30. a) Tragen Sie Einlagen oder Binden
       zum Auffangen des Urins? ☐ ☐
    b) Wie oft am Tag wechseln Sie diese?
       Regelmäßig, auch, wenn sie trocken
       ist. ☐ ☐
       Immer, wenn sie naß ist. ☐ ☐
31. Wieviel Urin geht unkontrolliert ab?
       tröpfchenweise ☐ ☐
       größere Mengen ☐ ☐

Die Fragen 29 bis 31 betreffen die Inkontinenzversorgung. Daraus ist ersichtlich, wie sich der Betroffene zu seinen Beschwerden stellt. Geht er aufgeschlossen mit seinem Problem um?

32. Belastet Sie die Inkontinenz? ☐ ☐
33. a) Behindert Sie die Inkontinenz im
       täglichen Leben (Urlaub, Feiern,
       Kirchgang, Einkäufe usw.)? ☐ ☐
    b) Verzichten Sie wegen der
       Inkontinenz auf manches? ☐ ☐
34. Leiden Sie unter Depressionen oder
    depressiven Verstimmungen? ☐ ☐

Die Fragen 32 bis 34 geben Aussagen darüber, wie stark die psychischen Belastungen für den Betroffenen sind. Isoliert sich der Betroffene? Die Aussage, »mich belastet meine Inkontinenz«, ist ein Gesprächsaufhänger. Belastend ist es sicherlich für jeden Betroffenen. Diese Frage aber soll das Problem schriftlich fixieren, denn so mancher würde diesen Satz nicht verbalisieren.

35. Würden Sie monatelang und täglich
    Gymnastik machen, um von den
    Blasenbeschwerden loszukommen? ☐ ☐
36. Würden Sie sich, wenn es möglich wäre,
    operieren lassen, um von den
    Blasenbeschwerden loszukommen? ☐ ☐

Die Fragen 35 bis 36 ermitteln den Leidensdruck der Betroffenen. Wie weit würde der Patient gehen? Es möchte sicherlich jeder diese Beschwerden loswerden, wenn er direkt danach gefragt wird. Diese Fragen sollen ermitteln, ob auch eine Operation in Kauf genommen wird. Eine Operation ist für die meisten Menschen etwas Angstmachendes und Schmerzhaftes. Wird selbst das in Kauf genommen? Wie groß ist der Leidensdruck wirklich?

4.3. Diagnostische Maßnahmen

4.3.1. Harninkontinenz

In diesem Kapitel sollen die verschiedenen Untersuchungsmethoden zur Inkontinenzdiagnostik aufgelistet werden, um einen Einblick in die Vielzahl der diagnostischen Maßnahmen zu vermitteln. Neben sehr einfachen Untersuchungen, wie Harnuntersuchungen, Restharnbestimmung, rektale Austastung, Sonographie, neurologische und gynäkologische Untersuchungen, kommen spezielle Diagnoseverfahren zur Anwendung: die sogenannte Urodynamik. Durch sie erhält der Arzt ein genaues Bild über das Zusammenspiel von Blasenfunktion und Schließmuskelsystem. Die Urodynamik hat den höchsten Stellenwert in der Inkontinenzdiagnostik, weil sie exakte Aussagen über alle möglichen Komponenten liefert. Zu den urodynamischen Untersuchungen zählt z. B. die Blasendruckmessung und die Uro-flow-metrie, was soviel heißt wie Messung des Urinflusses in einem bestimmten Zeitabschnitt. Zu den röntgenologischen Untersuchungen zählen neben dem retrograden Urethrogramm, die video-urodynamische Untersuchung und die MCU (Miktions-Cysto-Urethro-Graphie).
Mit diesen Untersuchungen ist es möglich, außer der Darstellung des Uro-Genital-Traktes, auch den Miktionsablauf optisch darzustellen. Bei den instrumentellen Untersuchungen, der Cystoskopie (Blasenspiegelung) und der Urethroskopie (Harnleiterspiegelung), werden mittels eines Endoskops die Harnröhre, die Blase oder die Harnleiter beurteilt.

4.3.2. Stuhlinkontinenz

Die Diagnostik der Stuhlinkontinenz beginnt auch wieder mit einer genauen Anamnese. Es sollte vor Beginn der Diagnostik zuerst ein Stuhlprotokoll über ein paar Tage angefertigt werden, um einen Eindruck vom Stuhlverhalten und vom Entleerungsrhythmus des Patienten zu gewinnen. Daran schließt sich die Anamneseerhebung durch den Arzt an. Auch hier wäre es wieder von Vorteil, wenn der Patient sich mittels Fragebogen schon vorher mit der gezielten Fragestellung beschäftigt und somit konkrete Aussagen liefern kann. Die Diagnostik der Stuhlinkontinenz beinhaltet die Stuhluntersuchungen, die Inspektion des Kontinenzorgans und die digitale Untersuchung, die unter anderem eine

Aussage über die Verschlußkraft der Schließmuskeln liefern. Hinzu kommt die neurologische Untersuchung, die die Reflexe und die Sensibilität der Sakralregion überprüft. Diese neurologische Reflexprüfung kann sehr aufschlußreich sein. Eventuell dient ein Elektromyogramm (EMG) zur genauen Differenzierung. Zur Objektivierung der Analinkontinenz dient die Sphinktermanometrie. Durch einen ins Rektum eingeführten Ballonkatheter wird der Sphinkterkontraktionsdruck und der Ruhedruck registriert.

5. Therapiemöglichkeiten

Im folgenden Kapitel wird ein Überblick über mögliche therapeutische Maßnahmen gegeben. Keine der Behandlungsformen darf isoliert gesehen werden. Das Vorliegen einer Stuhlinkontinenz kann z. B. eine Therapie notwendig machen, die Ernährungsumstellung, Kontinenztraining, eine unterstützende medikamentöse Therapie sowie Beckenbodentraining, Elektrostimulation und Bio-Feedback beinhaltet.

> **Die Therapie der Inkontinenz ist ein Zusammenspiel verschiedener therapeutischer Maßnahmen!**

5.1. Therapie der Harninkontinenz

5.1.1. Weibliche Streßinkontinenz

Östrogene können bei leichten Formen der Streßinkontinenz in den Wechseljahren zur Anwendung kommen, und zwar dann, wenn die Harninkontinenz durch den Rückgang der Östrogenproduktion verursacht wurde. Durch orale oder lokale (Suppositorien oder Salben) Östrogenapplikation kann der transurethrale Verschlußdruck gesteigert werden. Der erste Behandlungsversuch der weiblichen Streßinkontinenz sollte immer zuerst konservativer Natur sein, besonders dann, wenn die Familienplanung noch nicht abgeschlossen ist. Mit Gewichtsreduktion, Beckenbodentraining und Bio-Feedback kann sehr oft eine Operation über Jahre hinweg hinausgezögert, evtl. sogar hinfällig werden. Liegen schwere Senkungszustände der weiblichen Genitale vor, so kann eine Operation nicht umgangen werden. Die Operationsmethoden sind zahlreich. Sie richten sich im wesentlichen nach den Erfahrungen des jeweiligen Operateurs. Unterstützend kann hier die medikamentöse Therapie erfolgen. Im Blasenhalsbereich erreicht man hierdurch eine verbesserte Schließmuskelverschlußkraft. Die früher häufig durchgeführte Therapie mit Einlage von sogenannten Scheidenpessaren hat zunehmend an Bedeutung verloren. Die Pessare hatten die Aufgabe, das weibliche Genitale so anzuheben, daß annähernd normale Verhältnisse wieder hergestellt wurden. Drucknekrosen waren jedoch sehr häufig die Folge.

5.1.2. Männliche Streßinkontinenz

Hier kommen konservative Behandlungsformen zur Anwendung wie Beckenbodentraining, Bio-Feedback und Elektrostimulation, um die Verschlußfähigkeit des äußeren Schließmuskels zu stärken. Das Vorliegen einer konservativ nicht zu behebenden Streßinkontinenz stellt eine Indikation für die Implantation des artifiziellen Sphinkters dar. Aber auch bei anderen Formen eines mangelnden Sphinkterverschlusses, z. B. angeborene und traumatische Defekte des Blasenschließmuskels und bestimmte Formen der neurogenen Harninkontinenz, kommt dieser Sphinkterersatz zum Einsatz. Beim artifiziellen Sphinkter handelt es sich um einen künstlichen Schließmuskelersatz, der vom Betroffenen bei Bedarf manuell geöffnet werden kann.

5.1.3. Sensorische Dranginkontinenz

Die Behandlung der sensorischen Dranginkontinenz richtet sich fast immer ausschließlich auf die Beseitigung der Ursache. Da es sich sehr häufig um einen Harnwegsinfekt handelt, gilt es, diesen durch eine antibiotische Therapie zu beseitigen. Kann die Ursache nicht beseitigt werden (z. B. beim Vorliegen einer Strahlencystitis), so kann der Patient sehr oft von seinen quälenden Schmerzen und dem ständigen lästigen Harndrang nur durch eine Harnableitung befreit werden. Dabei kann es sich um instrumentelle, aber auch um operative Harnableitungen handeln (Auspflanzung der Harnleiter, Ileum- oder Colon-Conduit usw.). Diese Methoden werden im Kapitel »Operative Harnableitungsverfahren« genauer beschrieben. Ziel der medikamentösen Therapie der sensorischen Dranginkontinenz ist es, eine detrusordämpfende Wirkung zu erreichen.

5.1.4. Motorische Dranginkontinenz und Reflexinkontinenz

Die medikamentöse Therapie ist das Mittel der Wahl beim Vorliegen einer motorischen Dranginkontinenz. Da sehr häufig jedoch Inkontinenzmischformen (Drang — Streß) vorliegen, muß die medikamentöse Therapie mit der Therapie der Streßinkontinenz kombiniert werden.

Die Wirksamkeit der medikamentösen Therapie bei der Inkontinenzbehandlung beruht hauptsächlich auf zwei Komponenten:
— *Entspannung des Detrusormuskels, Dämpfung der Hyperaktivität des Detrusors und damit Blasenkapazitätsvergrößerung*
— *Erhöhung des Sphinktertonus (Verschlußkraft des Schließmuskels)*
Bei diesen Inkontinenzformen richtet sich der Einsatz des Medikaments nach der Art und Ausprägung der Blasenstörung. Jede dieser Formen stellt für sich eine große therapeutische Herausforderung dar und sollte dem Facharzt (Urologen, Neurologen) vorbehalten sein. Allein mit einer medikamentösen Therapie kann der Problemkomplex der neurogenen Blase nicht beseitigt werden. Es kommen Therapien zur Anwendung wie Kontinenztraining, spezielle Blasenentleerungstechniken (Credéscher Handgriff, Triggern), der intermittierende Katheterismus, evtl. instrumentelle oder operative Harnableitungen. Die meist bei neurogenen Blasenentleerungsstörungen angewendeten konservativen Therapiemaßnahmen werden im Kapitel 12 »Neurogene Blase« besprochen.

5.1.5. Operative Therapie der Reflexinkontinenz

Eine Form der operativen Therapie ist die lange Zeit angewandte Sphinkterotomie (Schließmuskelschlitzung). Sie wird wegen der Gefahr der Restharnbildung mit all ihren Problemen und dem Harnaufstau in den Nieren kaum noch durchgeführt. Sie führt zwingend zur Inkontinenz. Durch neue Behandlungsmethoden (medikamentös und die Erfahrungen mit dem intermittierenden Katheterismus) wird diese Methode deshalb mehr und mehr abgelöst. Eine weitere operative Therapiemaßnahme stellt die Implantation des sogenannten Blasenschrittmachers dar. Durch implantierte Elektroden werden elektrische Ströme auf die Blase übertragen, um eine Blasenkontraktion zu bewirken. Läßt sich die Reflexinkontinenz (oder Dranginkontinenz) medikamentös oder konservativ nicht günstig beeinflussen, kann die sogenannte Blasenerweiterungsplastik durchgeführt werden. Ziel dieser Operation ist es, die Effektivität der Blasenkontraktionen durch eine Vergrößerung der Blase abzuschwächen.

5.1.6. Überlaufinkontinenz

Die klassische Ursache der Überlaufinkontinenz ist die Prostatahypertrophie. Sie muß durch eine Operation beseitigt werden. Es gibt zudem verschiedene Medikamente, die die Prostatahypertrophie positiv beeinflussen (z. B. Prostagutt®, Prostaforton®). Die Indikation einer medikamentösen Therapie stellt sich nur in einzelnen seltenen Fällen, so

z. B. wenn sie durch neurogene Störungen aufgetreten ist. Eine länger bestehende Überlaufinkontinenz hat, auch noch nach operativer Beseitigung des Abflußhindernisses, sehr häufig eine Überdehnung der Blase zur Folge. Diese Überdehnung regeneriert sich sehr schlecht. Unter Umständen muß der Patient dann angeleitet werden, sich wegen der Gefahr der Restharnbildung vorübergehend intermittierend zu katheterisieren. Beim Vorliegen von Blasenhalsobstruktionen oder Harnröhrenstrikturen sollten diese operativ beseitigt werden. Die Symptomatik dieser Obstruktionen kann bedingt medikamentös beeinflußt werden.

5.2. Therapie der Stuhlinkontinenz

Die Stuhlinkontinenz, z. B. nach Apoplexie oder beim M. Alzheimer, kann sehr gut durch konservative Therapiemaßnahmen angegangen werden. Nennen möchte ich hier das Stuhlentleerungstraining, aktivierende Pflege, Beckenbodentraining und die unterstützende medikamentöse Therapie. Beim Vorliegen von Überleitungsstörungen zum Gehirn (Querschnitt, Spina bifida usw.) kommt es, je nach Lokalisation der Störung, zum spastischen oder zum schlaffen Schließmuskel. Die Therapie des spastischen Schließmuskels ist relativ einfach, da der Betroffene nicht eigentlich inkontinent ist. In dem Fall reicht oftmals eine digitale (»mit dem Finger«) Dehnung aus, um den Entleerungsreflex in Gang zu setzen. Falls dies durch ein Training nicht erreicht werden kann, kommen Abführmaßnahmen hinzu wie morgendliche Klistierverabreichungen oder Abführzäpfchen. Durch den spastischen Sphinkterverschluß ist der Betroffene nach der Entleerung wieder kontinent. Die ungünstigere Ausgangslage ist beim Vorliegen eines schlaffen Schließmuskels gegeben. Der Stuhl läuft einfach ab, ohne daß der Betroffene es verspürt. *Störungen am Kontinenzorgan,* die durch angeborene Mißbildungen (z. B. Analatresie), durch traumatische Ereignisse (z. B. Fistelspaltungen) oder durch abgelaufene entzündliche Prozesse hervorgerufen wurden (z. B. die Folge von perianalen Abszessen), können in manchen Fällen operativ beseitigt oder gebessert werden. Kommt noch eine Beckenbodenmuskulaturschwäche hinzu, die dann keinen ausreichenden Verschluß mehr gewährleistet, kann dies die Inkontinenz auslösen oder verstärken. Hier kommt das Beckenbodentraining zur Anwendung, wodurch in vielen Fällen eine erhebliche Verbesserung erreicht werden kann. Wird die Inkontinenz durch eine Diarrhöe (Durchfall) ausgelöst, muß diese ursächlich behandelt werden (Beseitigung des auslösenden Faktors). Falls dies nicht möglich sein sollte, z. B. bei der Strahlencolitis, kann versucht werden, durch eine medikamentöse Therapie (stopfende Mittel) und durch eine Ernährungsumstellung die Durchfälle zu bessern.

5.2.1. Operative Maßnahmen

Kontinenzstörungen können durch Rekonstruktionsoperationen, Sphinkterersatzplastiken, Implantation eines künstlichen Enddarmverschlusses oder Muskelnahttechniken gebessert oder beseitigt werden. Ein völlig fehlendes oder stark geschädigtes Kontinenzorgan mit seiner dazugehörenden Nervenversorgung kann allerdings nicht ersetzt oder rekonstruiert werden. Auf die Operationsmethoden soll hier nicht näher eingegangen werden.

5.2.2. Medikamentöse Therapie (Abführschema)

Durch eine wechselnde Einnahme von abführenden und stopfenden Medikamenten kann ein individueller Entleerungsrhythmus gefunden werden. Je nachdem, welcher Rhythmus angestrebt wird, erhält der Betroffene z. B. 2 Tage regelmäßig Opiumtropfen (2—3mal täglich). Die Verstopfung wird durch eine entsprechende stopfende Ernährung unterstützt. Am dritten Tag, an dem die Entleerung abends stattfinden soll, wird ein Abführmittel morgens verabreicht (falls notwendig). Das Einleiten der Darmentleerung erfolgt am besten mittels Abführzäpfchen (z. B. Dulcolax-Supp.) oder mittels Klistier. Es ist aber ausdrücklich darauf hinzuweisen, daß diese Methode erst nach Ausschöpfung der therapeutischen Maßnahmen zur Anwendung kommen soll. Diese provozierte Obstipation kann zu Blähungen, Bauchschmerzen und Unwohlsein führen. Die Entscheidung, welcher Rhythmus und welche Medikamente am besten genommen werden, liegt ausschließlich beim Arzt. Wichtig ist die Dokumentation des Ausscheidungsverhaltens nach begonnener Therapie.

5.3. Operative Ableitungsverfahren von Harn und Stuhl

5.3.1. Die psychische Situation des Betroffenen

Bei der nicht beherrschbaren Harn- oder Stuhlinkontinenz kann die Stomaanlage (künstliche Harn- oder Stuhlableitung) eine echte Alternative sein. Die Situation, besonders für den stuhlinkontinenten Betroffenen, ist sehr schwierig. Neben der Geruchsbelästigung (und dem meist daraus resultierenden sozialen Rückzug) sieht sich der Betroffene zudem mit versorgungstechnischen Schwierigkeiten bei der Windelversorgung, mit Kleidungsproblemen, aber auch mit enormen Hautschädigungen konfrontiert. Die psychische Belastung für diese Betroffenen ist groß. Minderwertigkeitsgefühle, Unzufriedenheit, Sinnlosigkeit des Daseins, partnerschaftliche Probleme (Sexualprobleme) und familiäre Streitigkeiten resultieren hieraus. Eine korrekt angelegte Sto-

42 Therapiemöglichkeiten

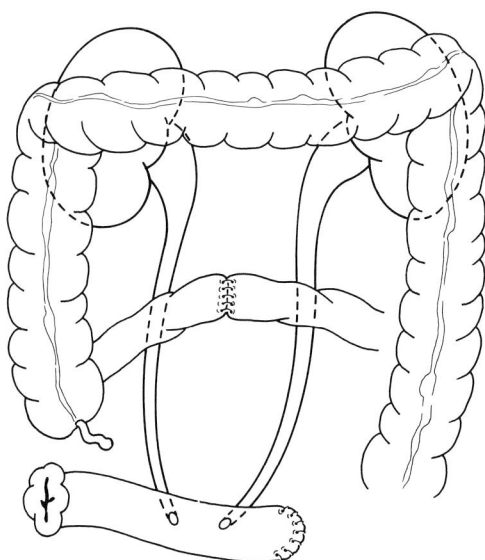

ABB. 8: Ileum-Conduit.

maanlage kann mit den heute erhältlichen modernen Versorgungsartikeln so versorgt werden, daß eine soziale Reintegration möglich ist. Es entfällt die Geruchsbelästigung und die Unsicherheit der Inkontinenz. Die Praxis zeigt, daß es für einen Patienten jedoch überaus schwer ist, sich zu diesem Schritt zu entschließen. Dies ist wohl hauptsächlich darin begründet, daß das Thema »Stoma« immer noch sehr negativ behaftet ist. Ein künstlicher Darmausgang wird oft mit Kranksein und Sterben gleichgesetzt. Die Angst läßt sich zum Teil auch darauf zurückführen, daß viele Stomaträger sich in der Vergangenheit mit einfachen Hilfsmitteln versorgen mußten. Es gab keine geruchsdichten Beutel. Diese schlecht versorgten Betroffenen zogen sich dann aus dem sozialen Leben zurück. Stoma wird also auch mit Isolation und Rückzug gleichgesetzt. Daß dies heute nicht mehr sein muß, haben Hunderte von Stomaträgern immer wieder bewiesen. Der Betroffene, der vorher immer mit der »Toilette im Auge« gelebt hat, hat die Möglichkeit, zu einem fast normalen Leben zurückzufinden. Um das Stoma aber akzeptieren zu können, muß diese Leidensgeschichte wohl vorausgehen. Ein gesunder Mensch, der ein Stoma sozusagen aus »heiterem Himmel« bekommen muß, wird sich mit der Auseinandersetzung sehr schwer tun. Dieser Eingriff stellt für ihn eine Verschlechterung seiner Lebensqualität dar. Ein Mensch aber, der die »Höllen und Qualen« einer Stuhlinkontinenz durchgemacht hat, kann in der Stomaanlage meist eine Verbesserung der Lebensqualität erkennen und akzeptieren.

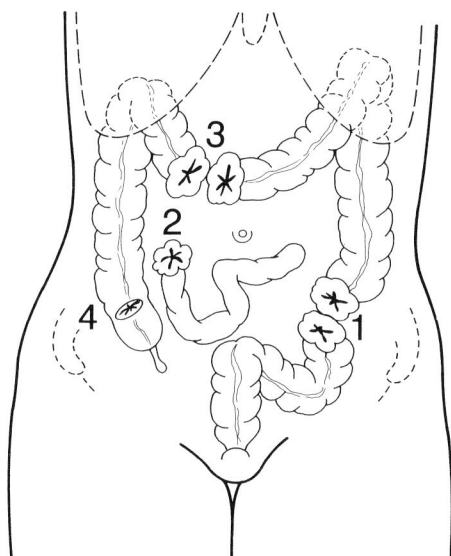

ABB. 9: Stomaarten —
Colostomie (1),
Ileostomie (2),
Transversostomie (3),
Cöcostomie (4).

5.3.2. Operative Technik der Harnableitung

Bei angeborenen oder erworbenen neurogenen Blasenstörungen kann es notwendig werden, ein operatives Harnableitungsverfahren zu wählen. Bei Erkrankungen der Blase, wie Blasenkarzinome, Mißbildungen der Blase oder Strahlencystitiden, muß die Blase sehr häufig ebenfalls entfernt und eine Urostomie angelegt werden. Wir unterscheiden hier die kontinenten und die inkontinenten Urostomieanlagen. Letztere gehen über die Auspflanzungen der Harnleiter (Harnleiterhautfisteln) bis hin zum Ileum- oder Colonconduit (s. Abb. 8). Dabei wird ausgeschaltetes Dünn- oder Dickdarmsegment durch die Bauchdecke ausgeleitet. In dieses Darmstück werden die Harnleiter eingepflanzt. Der Harn läuft kontinuierlich in den dafür vorgesehenen Urostomiebeutel.

In jüngster Zeit werden mehr und mehr kontinente Urostomieanlagen angelegt. Bei diesen Anlagetechniken wird eine Ersatzblase aus Dick- oder Dünndarmabschnitten konstruiert.

5.3.3. Operative Technik der Stuhlableitung

Stoma heißt Öffnung. In Verbindung mit der Lokalisation am Darm ergeben sich die Bezeichnungen Colostomie (1), Ileostomie (2), Transversostomie (3) und Cöcostomie (4). Es handelt sich um die Ausleitung des betreffenden Darmabschnittes nach außen. Als Inkontinenztherapie kann ein Stoma vorübergehend z. B. bei Kindern mit Analatresie bis zur Herstellung des Kontinenzorgans oder endgültig bei nicht beherrschbarer Inkontinenz angelegt werden. Auf die Versorgung solcher Stomata soll hier nicht näher eingegangen werden. Ich möchte hier auf das Buch »Stomapflege« von Henriette Feil hinweisen.

6. Konservative therapeutische Maßnahmen

6.1. Kontinenztraining

6.1.1. Was ist Kontinenztraining?

Als Kontinenztraining bezeichnet man den Komplex, der den Patienten durch ein Übungsprogramm wieder kontinent macht. Es setzt sich zusammen aus dem Blasentraining, aus dem Toilettentraining und dem Beckenbodentraining (evtl. mit Bio-Feedback). Im folgenden wird zuerst die Harninkontinenz behandelt. Das Prinzip des Kontinenztrainings bei der Stuhlinkontinenz ist das gleiche.

6.1.2. Wer eignet sich zum Kontinenztraining?

Es eignen sich Betroffene mit einer Dranginkontinenz, wie sie z. B. nach Apoplexie, beim M. Alzheimer oder beim M. Parkinson auftritt. Der Betroffene leidet nicht unter einer Blasenstörung im eigentlichen Sinne, sondern unter einer Störung der Steuerung durch das Gehirn. Der Harndrang wird zwar verspürt, jedoch kann die Entleerung meist nicht unterdrückt werden. Die Zeit ist zu kurz, um zur Toilette zu kommen. Ziel des Trainings ist es deshalb, einen Miktionsrhythmus zu finden, der sich nicht wie normal am Harndrang, sondern nach der Uhr orientiert. Weil sehr häufig Inkontinenzmischformen (Drang — Streß) vorliegen, sollte hier das Kontinenztraining begleitet sein vom Beckenbodentraining und evtl. Bio-Feedback. Ein weiteres Ziel ist es, eine »katheterfreie« Pflege anzustreben. Sollte der Betroffene nicht vollständig kontinent werden, zumindest aber von seinem Dauerkatheter befreit sein, so ist dies schon als großer Erfolg anzusehen.

6.1.3. Voraussetzungen für das Kontinenztraining

Bevor mit dem Kontinenztraining begonnen werden kann, gilt es, einige Punkte zu beobachten und zu realisieren:

Förderung der Orientierungsfähigkeit des Betroffenen und Schaffung eines Klimas, in dem Kontinenz möglich ist.

Die erste Voraussetzung ist das Vorhandensein eines kontinenzgerechten Klimas (s. Kap. 7.2.). Ziel ist es zudem, den Patienten möglichst dazu zu bringen, daß er zeitlich und örtlich orientiert ist. Dies beinhaltet auch eine gewisse Grundeinstellung in der Pflege. Zum Beispiel sollte man sich möglichst mit dem Stationsablauf dem individuellen Zeitrhythmus des Patienten anpassen (keine nächtlichen Waschaktionen!). Befragen Sie den Patienten bei der Aufnahme nach Gewohnheiten, und versuchen Sie dann soweit wie möglich, diese Gewohnheiten in den Stationsablauf miteinzubeziehen.

Aktivierende Pflege

Die aktivierende Pflege ist nichts anderes als die Hilfe zur Selbsthilfe. Alltägliche Verrichtungen, die der Patient noch ausüben kann, dürfen ihm nicht abgenommen werden. Aus Angst, der Patient beschmiert das Bett, und es muß nachher wieder neu bezogen werden, gibt man dem Patienten die Nahrung ein wie einem unselbständigen Kind. Es gibt viele Beispiele dafür, wie wir Patienten aktivieren können, selbst wieder etwas zu tun. Es kann notwendig werden, ihn bestimmte Verrichtungen wieder von Grund auf lehren zu müssen (Ankleiden, Waschen, Telefonieren, Benutzung der Toilette, Einnehmen von Mahlzeiten usw.). Ziel ist es, die Selbständigkeit des Patienten zu erhalten oder zu reaktivieren. Bekämpfen Sie Ihr »Helfersyndrom« im Sinne der aktivierenden Pflege.

Mobilisation und Beschäftigungstherapie

Das Ziel der Mobilisation ist es, ein mögliches Höchstmaß an körperlicher Gesundheit zu erhalten oder zu erreichen. Durch die Mobilisation erreichen wir eine Unterstützung der aktivierenden Pflege. Gehübungen stärken die Beckenbodenmuskulatur und machen den Patienten mobiler. (Die Wege zur Toilette können besser gegangen werden.) Er kann sein Toilettentraining selbst überwachen und zu gegebener Zeit zur Toilette gehen. Eine angemessene Beschäftigungstherapie und die Mobilisation tragen dazu bei, daß der Betroffene körperlich aktiver und psychisch wesentlich ausgeglichener ist. Wir wissen, daß mangelnde Beschäftigung und Aufgabenstellung die Leistungsfähigkeit von alten Menschen extrem schnell sinken läßt. Psychische Ausgeglichenheit und Leistungsfähigkeit aber sind eine Voraussetzung für das Durchhalten des Kontinenztrainings. Das Toilettentraining kann andererseits dazu genutzt werden, den Patienten zu mobilisieren. Statt dem »Spaziergang« mit der Krankengymnastin wird der Toilettengang durchgeführt. Der Betroffene erlebt das Kontinenztraining häufig sehr positiv, da eine regelmäßige Ansprache vom Pflegepersonal und ein intensiver

Kontakt vorhanden ist. Außerdem wird ihm bestätigt, daß man seine Sorgen um sein »Blasenleiden« sehr ernst nimmt.

Aufklärung des Betroffenen über Sinn und Zweck

Nur ein informierter Betroffener wird den Sinn und Zweck des Kontinenztrainings verstehen können. Die Information, die wir geben, muß dem geistigen Zustand des Patienten angepaßt sein. Wir dürfen ihn weder über- noch unterfordern. Dazu gehört viel Fingerspitzengefühl. Versteht er den Sinn des Kontinenztrainings nicht, so muß dieses für ihn wie eine Folter erscheinen.

Bereitschaft des Pflegeteams, des Patienten und der Angehörigen, das Toilettentraining durchzuführen

Die Bereitschaft des Pflegepersonals, eine anfängliche Mehrarbeit in Kauf zu nehmen, muß vorhanden sein. Ich sage nur anfänglich, denn wenn der Patient kooperativ mitarbeitet, werden Sie sehr schnell die Erleichterung erfahren. Mehr Zeit für den Patienten wird dasein, weil sehr viel Zeit durch den Wegfall des ständigen Windel- und Wäschewechsels verlorengeht.

6.1.4. Dokumentation der Inkontinenz

Zur Auswertung eines gezielten Trainingsprogramms ist es notwendig, vor Beginn des Kontinenztrainings die inkontinenten Zeiten zu erfassen. Davon ist der Rhythmus der geplanten Toilettengänge abhängig. Benutzen Sie die auf S. 48 aufgeführte Checkliste, die Ihnen die Möglichkeit gibt, die Inkontinenzauslöser festzustellen. Sie haben nun die Probleme erkannt und formuliert. Es gilt zu dokumentieren, wann (zu welchen Zeiten, bei welchen Gelegenheiten) der Betroffene inkontinent ist. Am besten geschieht dies mit einem speziellen Dokumentationssystem (DS). Die Dokumentation des Ausscheidungsverhaltens sollte über mindestens 7 Tage geführt werden. Es wird ein stündlicher Kontrollgang zum Betroffenen durchgeführt und die Situation dokumentiert. Der dazu benötigte Zeitaufwand lohnt sich, denn schon allein nach Auswertung des DS kann sehr viel für das Erlangen der Kontinenz unternommen werden. Es ist ratsam, eine Person für den Tag für diese Aufgabe auszuwählen, die dann den stündlichen Kontrollgang ausführt und ihn dokumentiert. Dem Betroffenen wird auch hier wieder die Notwendigkeit erklärt. Das DS erhebt den Ist-Zustand, d. h., die Situation wird in den 7 Tagen so erfaßt, wie sie ist. In dieser Zeit ist es noch nicht sinnvoll, Kontinenztrainingsmaßnahmen anzuwenden, weil die Problematik noch kaum erkennbar ist.

Kontinenztraining

Beispiel:

Datum 20.1.90 Name Emilie Häberle   HZ B.S.

Uhrzeit	K/I	Bemerkungen
6.00	K	
7.00	I	Beim Aufstehen Wasser gelassen
8.00	K	
9.00	K	
10.00	I	Zum Frühstück 3 Tassen Kaffee getrunken
11.00	K	
12.00	K	
13.00	K	
14.00	K	
15.00	I	Versuchte auf die Toilette zu kommen, unterwegs I
16.00	K	
17.00	K	
18.00	K	
19.00	I	Aufregung (fam. Natur)
20.00	I	
21.00	I	
22.00	K	
23.00	K	
24.00	K	
1.00	K	
2.00	I	Schlief sehr fest, bemerkte den Drang nicht I
3.00	K	
4.00	K	
5.00	K	

K/I = Kontinent oder Inkontinent
HZ = Handzeichen der ausführenden Person

Erläuterung:

Es werden absichtlich keine Vorgaben bezüglich der Bemerkungen gemacht. Die Mitarbeiter sollen verstehen oder verstehen lernen, was wichtig oder unwichtig ist, um es zu notieren. Denn nur durch das Verstehen der Hintergründe kann dieses DS auch sinnvoll genutzt werden. Ziel ist es zu erreichen, daß hinterfragt wird: »Warum hat der Betroffene jetzt eingenäßt?« Ziel ist es auch, mit dem Entwurf einen Gedankenanreiz zu geben, z. B. kann das DS auch für stuhlinkontinente Patienten genutzt werden, indem lediglich eine weitere Spalte zugefügt wird. An Hand der folgenden Checkliste sind das DS oder das Trainingsprogramm zu erarbeiten. Dabei ist es empfehlenswert, die Checkliste beim Kontinenztraining immer wieder zu überprüfen. Nur eine wiederholte Überprüfung garantiert, daß nichts vergessen wird.

Checkliste für das Kontinenztraining

— Diagostik und Therapie (operativ oder medikamentös)
— Inkontinzursache und Inkontinenzform
— Nutzen des Kontinenztrainings (Helfe ich ihm damit?)
— Einstellung des Betroffenen zum Kontinenztraining
— Bereitschaft des Pflegeteams, der Angehörigen
— Mobilität des Betroffenen (Mobilisation und Gehhilfen)
— Aktivierende Pflege, Selbständigkeit anstreben
— Beckenbodentraining
— Zeitliche und örtliche Orientierung
— Äußerungsfähigkeit (Sprechen, Klingelbenutzung usw.)
— Beziehung zu den Pflegepersonen, Mitbewohnern
— Psychische Verfassung (Probleme und Problembewältigung)
— Räumlichkeiten (Entfernung zur Toilette)
— Hindernisse auf dem Weg zur Toilette
— Ausstattung des Bettes (Höhe, Bettgitter, Wärme usw.)
— Sehfähigkeit des Betroffenen
— Gebrauch von Hilfsmitteln (Toilettenstuhl, Steckbecken usw.)
— Selbständigkeit im Umgang mit Hilfsmitteln
— Toilettenbeschriftung
— Toiletten (warm, »gemütlich«, Höhe, Haltegriffe)
— Waschmöglichkeiten nach dem Toilettengang
— Türgriffe und Türverriegelungen
— Intimsphäre
— Kleidung (inkontinenzgerecht, warm)
— Obstipation und Ernährung
— Dauerkatheterproblematik und Harnwegsinfekt
— Medikamenteneinnahme (Diuretika, Barbiturate usw.)
— Angepaßte Inkontinenzversorgung (Windeln, Einlagen usw.)
— Flüssigkeitszufuhr (Art und Menge)

6.1.5. Blasentraining

Vor dem Toilettentraining kommt das Blasentraining. Ein Füllungsvolumen von nur 100 ml läßt ein Toilettentraining zur Qual für Patient und Schwester werden. Das Ziel des Blasentrainings ist es, dem Patienten wieder ein Gefühl für die Blasenfüllung zu vermitteln. Dieses hat er unter Umständen sehr lange Zeit durch die ständig entleerte Blase nicht mehr verspürt. Der andere Grund für das Blasentraining liegt darin, daß bei einem über längere Zeit liegenden Dauerkatheter oder bei Inkontinenz die Blase die Fähigkeit, sich zu dehnen, verliert. Folge davon ist die Schrumpfblase. Diese Menschen verfügen oft nur über eine Blasenkapazität von 100 ml. Es kommt also schon bei geringer Blasenfüllung dazu, daß dem Gehirn Harndrang signalisiert und die Entleerung eingeleitet wird.

Ziel des Blasentrainigs ist es:
— *eine Vergrößerung des Füllungsvolumens der Blase zu erreichen*
— *dem Betroffenen wieder ein Gefühl für seine Blase zu vermitteln*

Durchführung des Blasentrainings bei liegendem Dauerkatheter
Vor Beginn des Blasentrainings bei liegendem Dauerkatheter (transurethraler Katheter) muß eine Urinuntersuchung durchgeführt werden. Besteht eine Keimbesiedlung der Blase *mit* Entzündungszeichen, so darf das Blasentraining nicht erfolgen. Falls möglich, sollte der Dauerkatheter entfernt werden, die Blasenentzündung mittels Antibiotika behandelt werden, um erst anschließend mit dem Blasentraining zu beginnen. Erfordert das Blasentraining eine längere Verweildauer des Dauerkatheters als geplant, so ist das Blasentraining ohne Katheter fortzusetzen. Jeder zusätzliche »Dauerkathetertag« erhöht das Risiko der Blasenentzündung. Beim Blasentraining wird der Dauerkatheter abgeklemmt (nicht »abgestöpselt«). Das geschlossene System darf dabei nicht unterbrochen werden (s. S. 146). Der Patient meldet sich, wenn er den Füllungszustand der Blase verspürt. Die Klemme wird geöffnet und die ablaufende Menge notiert. Diese Menge zeigt an, bei welchem Füllungsvolumen der Harndrang verspürt wird. Das Blasentraining wird so lange fortgesetzt, bis eine ausreichende Blasenkapazität vorhanden ist. Hier geht man von einem Wert von etwa 250 ml aus. Dieses Optimum wird leider nicht immer erreicht. Handelt es sich um Patienten, die sich nicht äußern können, so wird mit einem stündlichen Abklemmrhythmus begonnen. Auch hier ist es wichtig, die Menge zu notieren, die sich in einer Stunde in der Blase gesammelt hat. Man geht langsam zu größeren Intervallen über, bis auch hier eine Blasenkapazität von etwa 250 ml vorhanden ist. Das Blasentraining sollte nachts möglichst nicht unterbrochen werden, denn eine leere Blase über Stunden

bedeutet Rückschritt und verzögert den Erfolg, wobei abgewogen werden muß, ob ein Blasentraining bei Nacht den Patienten nicht zu sehr belastet.

Blasentraining beim »Nichtkatheterträger«
Das Blasentraining gestaltet sich hier wesentlich schwieriger. Ein inkontinenter Patient ist meist nicht fähig, die Entleerung hinauszuzögern. Die Blasenkapazität kann aus dem Grund sehr schlecht gesteigert werden. Der Betroffene sollte dennoch versuchen, den Harndrang solange wie möglich zu unterdrücken. Die begleitende Beckenbodengymnastik vermittelt dem Betroffenen die Fähigkeit zu kneifen. Er kann somit die Entleerung hinauszögern. Die richtige Auswahl der Inkontinenzversorgung ist hier sehr wichtig. Sie soll dem Patient zwar Sicherheit vermitteln, damit er sich traut, die Entleerung hinauszuzögern. Andererseits darf die Versorgung aber nicht so sicher sein, daß die Motivation, den Harndrang zu unterdrücken, nachläßt.

6.1.6. Toilettentraining

Nach erfolgreichem Blasentraining kann mit dem Toilettentraining begonnen werden. Das Ziel ist es, einen individuellen Miktionsrhythmus für den Patienten zu finden. Der Toilettengang wird durchgeführt, bevor der Patient einnäßt. Die Intervalle richten sich nach der aufgenommenen Trinkmenge, nach den Gewohnheiten des Patienten und nach dem Grad und der Form der Inkontinenz. Wurde z. B. festgestellt, daß ein Patient immer einnäßt, wenn er morgens aufsteht, so ist es sinnvoll, das Steckbecken oder die Urinflasche vor dem Aufstehen zu reichen. Nach dem Frühstück, konkret nach der Aufnahme des morgendlichen Kaffees, ist das Intervall kürzer zu wählen. Dies gilt auch, wenn der Patient harntreibende Getränke zu sich genommen hat (z. B. Bier zum Abendbrot). Als groben Anhaltspunkt möchte ich folgende Zahlen nennen: Begonnen wird in der Regel mit einem zweistündigen Rhythmus. Der Patient wird zur Toilette geführt, ob mit oder ohne Harndrang. Eine exakte Flüssigkeitsbilanzierung ist deshalb unvermeidbar. Der Patient sollte ausreichend Flüssigkeit zu sich nehmen, und zwar in der Zeit vom Frühstück bis zum Abend, jedoch nicht unbedingt später als 18 Uhr. Der letzte Toilettengang sollte gegen 22 Uhr stattfinden. In der Nacht wird das Toilettentraining nicht fortgesetzt, um dem Betroffenen ausreichend Schlaf zuzugestehen. Die Intervalle werden langsam gesteigert. Ist der Betroffene bei einem zweistündlichen Rhythmus eine Woche lang kontinent, so kann der Intervall um eine viertel Stunde verlängert werden. Eine Überforderung durch zu große Zeitabstände mit der Folge erneuter Inkontinenz demotiviert den Betroffenen und die Pflegenden. Ein Ziel von etwa dreistündigen Intervallen ist anzustreben. Wichtig ist die sitzende, bei Männern evtl. stehende Haltung, denn in liegender Stellung kann kaum jemand Wasser lassen. Die Toilettengänge werden selbstverständlich unter Bewahrung der Intimsphäre und den kontinenzgerechten Anforderungen durchgeführt. Sollte der Toilettengang nicht möglich sein, empfiehlt sich ein Toilettenstuhl. Um den Miktionsrhythmus exakt einhalten zu können (nur davon ist der Erfolg abhängig), wird als Hilfsmittel häufig ein Wecker vorgeschlagen. Problem dabei ist, daß häufig vergessen wird, den Wecker nachzustellen. Eine bessere Möglichkeit bietet der Einsatz eines sogenannten »Timers für die Filmentwicklung«, wie er in Fotogeschäften erhältlich ist. Diese Uhr kann auf 2- bis 3stündliche Intervalle eingestellt werden. Es wiederholt sich automatisch der Klingelton, wenn das Intervall nicht manuell verändert wird. Der Einsatz dieser Uhr ist hilfreich, denn wie oft ist man so beschäftigt, daß man den Toilettengang vergißt. Zudem kann sich der Betroffene dadurch unabhängig von seiner Pflegeperson machen. Wichtig ist, daß sämtliche Maßnahmen dokumentiert werden. Dies geschieht am besten mit einem Trainingsplan, der im Team ausgearbeitet wird. Eine notwendige Verkürzung oder Verlängerung der Toilettenintervalle sowie weitere Maßnahmen lassen sich dann problemlos erkennen.

6.1.7. Begleitende Maßnahmen

Flüssigkeitszufuhr

Mit dem Verlängern der Blasenentleerungsintervalle wird die Flüssigkeitszufuhr gesteigert. Der Betroffene sollte täglich 2 bis 3 Liter Flüssigkeit zu sich nehmen. Diese »innere Spülung« ist gerade beim Inkontinenten sehr wichtig, denn konzentrierter Urin verstärkt den Harndrang. Beim alten Menschen stellt die Erhöhung der Flüssigkeitsmenge oft ein Problem dar. Bewährt hat sich der Einsatz etwas größerer Tassen, denn es gehört zur Gewohnheit, die Tasse leer zu trinken (egal, wieviel drin ist). Möglichst sollten eigene Tassen aus Porzellan verwendet werden. Schnabeltassen aus Plastik tragen nicht zum Trinkvergnügen bei, und es sollten Getränke angeboten werden, die dem Betroffenen schmecken und auch bekommen. Die Ernährung kann zudem sehr wasserhaltig gestaltet werden. Suppen, viel Obst, besonders Melonen, Orangen usw., sind sehr wasserhaltig und müssen bei der Flüssigkeitszufuhr berechnet werden. Stimulierend kann eine gute Mundpflege sein, das Lutschen von sauren Bonbons oder Kaugummi. Auch trinkt es sich in Gesellschaft leichter. Besonders dann, wenn die Atmosphäre auch stimmt oder der Tisch z. B. hübsch gedeckt ist. Viel hängt vom Umfeld des Patienten ab. Die liegende Stellung im Bett motiviert nicht zum Trinken. Es trinkt sich leichter in aufrechter Körperhaltung.

Ernährung

Es ist wichtig, daß der Betroffene eine ausgewogene und ballaststoffreiche Kost zu sich nimmt. Obstipation erhöht den Innendruck des Bauchraums, damit den Druck auf die Blase und fördert somit die Inkontinenz (s. Ernährung bei Obstipation).

Auswahl der geeigneten Inkontinenzversorgung

Die Kriterien zur Auswahl der Inkontinenzversorgung während des Kontinenztrainings sind anders als bei der Versorgung einer nicht therapierbaren Inkontinenz.

> **Die Inkontinenzversorgung darf nicht zu viel Sicherheit vermitteln (Demotivation) und muß vom Betroffenen einfach und bequem zu handhaben sein.**

Am besten eignen sich kleine unauffällige Inkontinenzvorlagen (z. B. Conveen oder Daisy), die trotzdem eine hohe Saugkapazität aufweisen. Sie sind handlich und einfach auch vom älteren Menschen anzulegen.

6.2. Kontinenztraining und spezielle Entleerungstechniken bei der Stuhlinkontinenz

Ziel ist es, eine relative Kontinenz durch konservative Therapiemaßnahmen zu erreichen. Relative Kontinenz bedeutet, daß die Ursache der Inkontinenz nicht beseitigt werden kann. Durch spezielle Maßnahmen erreicht der Betroffene jedoch eine ausscheidungsfreie Zeit.

6.2.1. Kontinenztraining bei Stuhlinkontinenz

Ziel des Kontinenztrainings ist es, einen täglichen Entleerungsrhythmus anzustreben. Bringen Sie Ihren Patienten jeden Morgen zur selben Zeit zur Toilette. Morgens deshalb, weil der natürliche Entleerungsreflex dann am ausgeprägtesten vorhanden ist — am besten nach dem Frühstück, wenn die Darmperistaltik angeregt ist. Sollte nach etwa 15 Minuten keine Stuhlentleerung erfolgen, erhält der Patient ein Klistier. Bei täglicher Wiederholung dieser Maßnahmen stellt sich oft schon nach ein paar Tagen eine regelmäßige Darmentleerung ein.

6.2.2. Selbstirrigation

Durch Einspülen einer bestimmten Wassermenge (800 bis 1000 ml) wird eine Massenperistaltik des Darms ausgelöst. Dieser Mechanismus

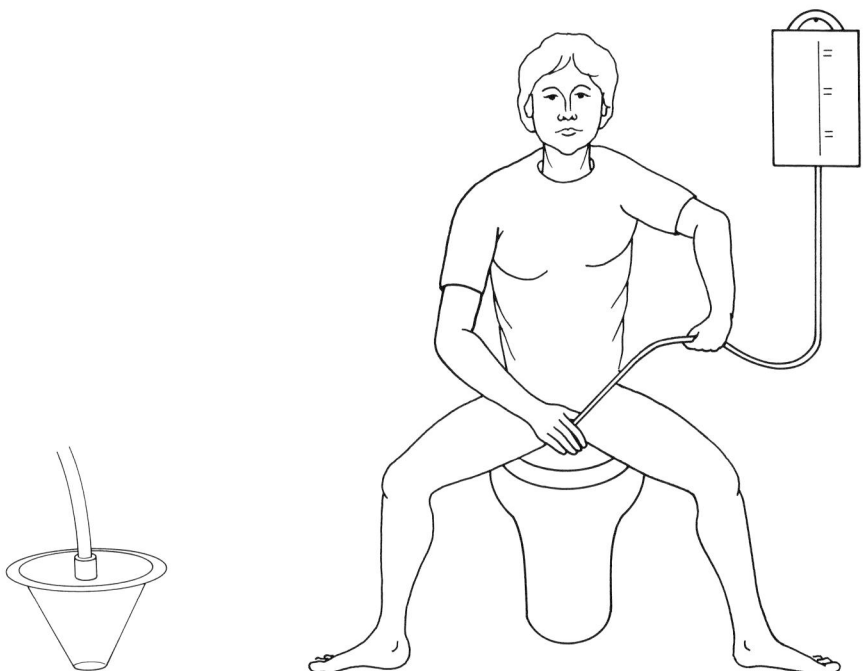

ABB. 10: Selbstirrigation.

basiert auf der Dehnung des Enddarms. Wie wir aus der Physiologie wissen, wird durch die Dehnung des Darms die Entleerung in Gang gesetzt. Der Betroffene führt diese Methode im Sitzen auf der Toilette durch. Die relative Kontinenz erreicht er dadurch, daß die Stuhlsäule eine gewisse Zeit braucht, wieder bis zum Enddarm vorzudringen. Diese Irrigationsmethode ist eine lange bekannte und etablierte Versorgungsart für den Stomaträger. Es muß unbedingt vorher vom behandelnden Arzt abgeklärt werden, ob die Irrigation durchgeführt werden kann.

Durchführung

Die Irrigationssets sind Versorgungssets für Stomaträger, die aber auch bei Stuhlinkontinenz verwendet werden können. Sie beinhalten als wesentliche Bestandteile einen Wasserbehälter, den Schlauch und den Konus, der bis zur Abdichtung in den Darm eingeführt wird. Der Betroffene läßt nun lauwarmes (36 Grad) Leitungswasser einfließen. Die Wassermenge richtet sich nach dem Körpergewicht. Ein Kind mit einem Gewicht von 30 kg dürfte mit 400 bis 500 ml auskommen. Ein Erwachsener benötigt je nach Statur zwischen 800—1000 ml. Anschließend wird der Konus entfernt, und der Darm kann sich entleeren. Die Entleerung dauert etwa eine halbe Stunde. So lange bleibt der Betroffene auf der Toilette. Danach sollte zur Sicherheit eine kleine Einlage eingelegt werden. Ein Training ist hierbei erforderlich. Bis zum Erreichen zuverlässiger Kontinenz dauert es meist 3 bis 4 Tage. Nach der Einweisung in die Technik ist ein begleitendes Training sinnvoll und oft erforderlich.

6.3. Obstipation und Inkontinenz

Der Dickdarm hat die Funktion, dem Stuhl die Flüssigkeit zu entziehen. Er dickt also den Stuhl ein. Je länger Stuhl im Mastdarm (Rektum) verbleibt, desto mehr Flüssigkeit wird ihm entzogen, und desto härter wird er. Es ist häufig so, daß Stuhldrang unterdrückt wird, und daß der Stuhl dadurch stark eingedickt wird. Gründe dafür gibt es genug. Es können schmerzhafte Stuhlentleerungen sein bzw. die Angst davor, wenn sich am Schließmuskel (Sphinkter) Fissuren oder Hämorrhoiden gebildet haben. Es ist in unserer heutigen Gesellschaft aber auch oft nur eine anerzogene und »gut trainierte Unart«, den Stuhldrang zu unterdrücken. Streß im Berufsleben, in der Familie führt dazu, daß wir dann, wenn Stuhldrang besteht, uns die Zeit nicht nehmen, um zur Toilette zu gehen. Hinzu kommt, daß die Stuhlentleerung in den Tabubereich fällt. Überprüfen Sie sich einmal selbst, was Sie empfinden, wenn in einer öffentlichen Toilette neben Ihnen jemand seinen Darm entleert. Warten Sie nicht auch, bis die Toilette neben Ihnen unbesetzt ist? Wir tyrannisieren uns selbst durch unsere »selbstauferlegten Anstandsregeln« und nehmen dadurch gesundheitliche Schäden in Kauf. Was muß in kranken Menschen vor sich gehen, die dazu gezwungen sind, im Beisein der Schwester auf dem Nachtstuhl den Darm zu entleeren? Und wenn sie noch in der Lage sind, zur Toilette geführt zu werden, bleibt oft die Tür offen, damit der Kranke »beobachtet« werden kann. Oft resultiert aus diesem Verhalten die Stuhlunterdrückung und damit die Obstipation.

6.3.1. Was hat Obstipation mit Inkontinenz zu tun?

Obstipation, zum Teil auch durch Medikamente oder organische Erkrankungen bedingt, hat zur Folge, daß der Mastdarm (Rektum) überdehnt wird. In diesem Fall wird dem Gehirn Stuhldrang gemeldet. Das Gehirn entsendet hemmende Impulse, die den Entleerungsmechanismus des Darms unterdrücken. Liegen Gehirnerkrankungen im Sinne von Großhirnschädigungen (Arteriosklerose, Apoplexie usw.) vor, können diese hemmenden Impulse nicht oder nur teilweise entsandt werden. Das Gehirn unterdrückt den Entleerungsmechanismus nicht, und es kommt zur ungewollten Darmentleerung. Auch bei einem völlig gesunden Menschen, der an keiner Störung im neurologischen Bereich leidet, kann dieser oft sehr starke Stuhldrang schwer unterdrückt werden. Durch den Stuhlstau haben sich Kotsteine oder harter Stuhl im Rektum angesammelt, die nicht ausgeschieden werden können. Es wird nachfolgender, dünnerer Stuhl an den Kotsteinen vorbeibefördert. Durch die Füllung des Mastdarms wird dem Gehirn signalisiert, daß Stuhl ausgeschieden werden muß. Es kommt zu peristaltischen Bewegungen, die den Stuhl nach unten befördern sollen. Diese Darmbewegungen bewirken beim chronisch obstipierten Darm aber lediglich, daß noch mehr dünner Stuhl an dem harten Stuhl vorbeibefördert wird. Der Stuhlstau stellt zudem einen mechanischen Reiz für die Darmschleimhaut dar, was diese zu einer vermehrten Schleimabsonderung veranlaßt. Der dünne Stuhl wird, vermengt mit dem Schleim, unwillkürlich ausgeschieden. Vor allem bei bettlägerigen Patienten werden sehr viele weiche bis flüssige Stühle, sogenannte Schmierstühle, ausgeschieden. Der Patient ist inkontinent. Würde die zugrundeliegende Obstipation behoben und würde keine neue Obstipation mehr entstehen, hätte sich das Inkontinenzproblem vielleicht schon von selbst gelöst. Es ist wenig sinnvoll, dem Patienten in diesem Fall ein Abführmittel zu verabreichen. Dies würde nur bewirken, daß noch mehr dünne Stühle ausgeschieden werden. Die einzig erfolgversprechende Maßnahme besteht im Ausräumen des Mastdarms. Bis sich der angesammelte Stuhl, der evtl. auch weiter oben im Dickdarm sitzt, ganz entleert hat, erfordert es oft mehrmaligen Ausräumens oder mehrmaliger Klistierverabreichungen. Aber nicht nur Stuhlinkontinenz, sondern auch Harninkontinenz kann die Folge chronischer Obstipationen sein, weil durch einen gefüllten Darm der Innendruck des Bauchraumes ständig erhöht ist und es durch diese Druckerhöhung zu Harninkontinenzerscheinungen kommen kann. Mit der Beseitigung der Obstipation lösen sich bei vielen Menschen die Inkontinenzprobleme.

6.3.2. Obstipationsprophylaxe

Flüssigkeitszufuhr

Eine ausreichende Flüssigkeitszufuhr (etwa 2 bis 3 l täglich) ist vor allem für alte Menschen ein Problem. Sie verspüren oft keinen Durst und trinken deshalb sehr wenig. Eine Folge dieser ungenügenden Flüssigkeitsaufnahme ist die Obstipation. Es gilt dem Betroffenen klarzumachen, daß er besonders auch bei zusätzlich bestehender Harninkontinenz viel trinken muß.

Bewegungsmangel

Bei Menschen, die leichte körperliche Arbeiten verrichten, z. B. Bürotätigkeit, kommt es zu einer Erschlaffung der Muskulatur. Werden alte Menschen durch Behinderung oder Krankheit bewegungsunfähig, wirkt sich dies natürlich auch negativ auf die Darmtätigkeit aus. Es sollte, wenn immer möglich, im Sinne der aktivierenden Pflege zu mehr Bewegung motiviert werden. *Was für den jungen Menschen Leistungssport ist, kann für den rüstigen Rentner der Spaziergang sein.* Beim pflegebedürftigen, bettlägerigen Patienten ist es zwingend notwendig, krankengymnastische Übungen durchzuführen, und seien es nur passive Bewegungsübungen. Diese Übungen wirken sich nicht nur auf die Darmtätigkeit aus, sondern sollten zur Kontrakturenprophylaxe und Kreislaufförderung ohnehin durchgeführt werden. Es ist nicht Aufgabe des Krankengymnasten, täglich einmal mit dem Patienten »aufzustehen«. Dies ist nicht nur unzureichend, sondern es ist nach wie vor Aufgabe des Krankenpflegepersonals, mehrmal täglich Bewegungsübungen mit dem Bewohner oder Patienten durchzuführen. Schade finde ich, daß sich für den Bereich Mobilisation und Aktivierung sehr wenige Pflegepersonen zuständig fühlen. Sehr einfache Übungen bedürfen keiner Grundkenntnis, werden neben täglichen Verrichtungen durchgeführt und verfehlen doch ihr Ziel nicht, den Patienten zu motivieren und zu aktivieren.

Medikamente

Verschiedene Medikamente können zur Obstipation führen: z. B. bei Patienten, die eine Schmerztherapie erhalten. Fast alle Schmerzmittel, Beruhigungs- oder Schlafmittel führen zu einer eingeschränkten Darmmotilität. Bei sehr hohen Schmerzmitteldosen, wie sie oft bei Krebserkrankten im Endstadium verabreicht werden, kann es zu einem Stillstand der Darmbewegungen kommen. Weiterhin verursachen oft eisenhaltige Präparate eine Obstipation. Hier gilt es, sorgfältig mit dem Arzt abzuklären, ob auf bestimmte Medikamente verzichtet werden kann. Eine gute Schmerztherapie sollte fast immer auch eine Therapie mit Abführmitteln einschließen.

Abklärung der Ursache durch den Arzt

In vielen Fällen liegt der Obstipation eine ernstzunehmende Erkrankung zugrunde. Dies können, neben Erkrankungen des Darms, auch neurologische Erkrankungen sein. Viele Erkrankungen des Dickdarms gehen mit chronischen Obstipationen einher, wie z. B. das Rektumkarzinom oder die Diverticulitis. Die Obstipation ist oft ein erstes Symptom für diese Erkrankungen. Aber nicht nur Erkrankungen des Dickdarms, sondern auch Erkrankungen, die eine Darmkompression von außen bewirken, können eine Obstipation hervorrufen (Uterusmyome, Ovarialcarcinom usw.). Ein über mehrere Jahre betriebener Mißbrauch von Abführmitteln führt zu Motilitätseinschränkungen (mangelnde Bewegung) des Darms und damit zur verlangsamten Passage des Nahrungsbreis. Eine ständige Dosiserhöhung des Laxans wird dadurch notwendig (bis hin zu »unmenschlichen« Dosierungen). Ähnliche Motilitätsstörungen finden sich zum Teil auch bei den neurologischen Erkrankungen wie Multiple Sklerose oder Querschnittslähmung. Die Beseitigung dieser Symptome gelingt nicht, wir können nur versuchen, mit abführenden Maßnahmen und einer medikamentösen Laxantientherapie das Symptom Obstipation zu beseitigen.

6.3.3. Abführende Maßnahmen

Es ist ein Trugschluß zu glauben, allein mit bei Bedarf eingesetzten Medikamenten oder einer Umstellung der Ernährung könnte eine chronische Obstipation beseitigt werden. Die Abneigung des Pflegepersonals gegenüber Abführmitteln ist sicher zum Teil begründet, weil sie oft zur Gewöhnung führen. Die Abneigung darf aber nicht dazu führen, daß bei einer Stuhlunregelmäßigkeit dem Patienten das Abführmittel vorenthalten wird. Zur Stuhlunregelmäßigkeit zählt auch schon, wenn der Patient nur jeden 3. Tag eine Entleerung hat. Als natürlicher oder normaler Entleerungsrhythmus ist die tägliche Stuhlentleerung anzusehen. Und genau dieser Rhythmus sollte auch immer angestrebt werden, denn ein längerer Stuhlverbleib erzeugt durch Gärungsprozesse Darmgase, die zu Völlegefühl und Unwohlsein führen. Alte Menschen, die darüber klagen, daß sie nicht täglich einmal Stuhlgang haben, sollten deshalb nicht als »Stuhlneurotiker« abgestempelt werden. Oft genügen schon sehr einfache abführende Maßnahmen, um zu einer Stuhlregelmäßigkeit zu kommen. Die tägliche Beigabe von Leinsamen oder Kleie, mit viel Flüssigkeit verabreicht, hat eine natürliche stuhlregulierende Wirkung. Jeder kennt solche darmstimulierenden Hausrezepte wie »kaltes Wasser auf nüchternen Magen« oder Kaffee. Ein natürliches und gut wirksames Abführmittel ist auch Sauerkrautsaft, der in jedem Reformhaus zu erhalten ist.

Die Laxantien unterscheiden wir in persitaltikanregende und solche, die durch das Aufquellen (Quellmittel) abführend wirken. Der Arzt entscheidet darüber, welches Abführmittel für den Patienten in Frage kommt. Wichtig ist es, daß Abführmittel regelmäßig genommen werden müssen. Es sollte besser eine kleine Menge sein, die täglich eingenommen wird, als jeden 3. Tag eine hohe Dosierung. Wenn der Patient drei Tage keine Darmentleerung hat, so ist der Stuhl schon sehr stark eingedickt. Wenn jetzt erst oral Abführmittel verabreicht werden, bekommt der Betroffene Bauchkrämpfe, denn die Wirkung des Abführmittels kommt nicht bis zum Mastdarm durch. Die Folge davon ist, daß der Patient zuerst mit Schmerzen und Krämpfen reagiert, bis er abgeführt hat und dann sicherlich Durchfall auftritt. Wird jeden Tag eine kleine Menge an Abführmittel verabreicht, ist die Gesamtdosierung auch nicht höher, und der Patient hat regelmäßige Darmentleerungen, weil der Stuhl weich bleibt.

Ernährung
Eine ballaststoffarme Ernährung dürfte der Hauptgrund für die chronische Obstipation sein. Ballaststoffreiche Kost zu sich zu nehmen, stellt gerade für alte Menschen ein großes Problem dar. Viele haben sehr schlechte Zähne oder schlechtsitzende Zahnprothesen. Gut zu kauen kann dann eine große körperliche Belastung sein. Sie nehmen deshalb eine Kost zu sich, die weich und ballaststoffarm ist. Zu überprüfen ist deshalb bei Verdauungsbeschwerden immer auch, ob die Zahnprothese des Patienten in Ordnung ist. In den Altenheimen ist die Ernährung auf die Bedürfnisse des alten Menschen abgestimmt, leider jedoch sehr häufig auch ballaststoffarm. Bestimmte Nahrungsmittel könnten durch ballaststoffreiche ersetzt oder ergänzt werden, z. B. Vollkornbrot, Vollkornteigwaren usw. Die Ernährung sollte aus viel Gemüse und Salat bestehen. Als Zwischenmahlzeiten bieten sich Müsli, Joghurt oder Obst an. Auch für pflegebedürftige, bettlägerige und schwache Menschen kann eine ballaststoffreiche Ernährung gefunden werden: z. B. Trockenobst, von dem bekannt ist, daß es eine stuhlregulierende Wirkung hat. Trockenobst (Backpflaumen, getrocknete Aprikosen) läßt sich sehr gut pürrieren, so daß es auch ein schwacher Mensch zu sich nehmen kann. Mit etwas Phantasie und gutem Willen dürfte es möglich sein, eine gute, ausgewogene, ballaststoffreiche und individuelle Kostzusammenstellung für den einzelnen zu finden. Die folgende Nahrungsmitteltabelle zeigt, welche Nahrungsmittel stopfen oder abführen.

stopfend	abführend
Schokolade	Sauerkraut
Kakao	Sauerkrautsaft
Kartoffeln	getrocknetes Obst (Dörrobst)
Bananen	Kaffee
Äpfel	Zucker
gekochte Milch	Alkohol
Rotwein	Bonbons (z. B. mit Zuckeraustauschstoffen)
Weißbrot	Obst (Kirschen, Pflaumen usw.)
Mais	Joghurt, Kefir

Obstipation und Inkontinenz 59

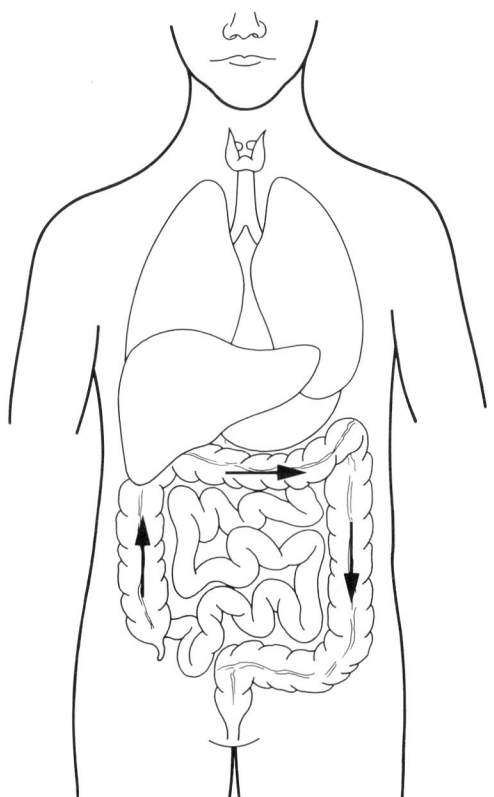

ABB. 11: *Dickdarmverlauf.*

Colonmassage

Als unterstützende Therapie bei chronischen Obstipationen kann die sogenannte Colonmassage erlernt und angewendet werden. Der Dickdarminhalt wird in Richtung des Verlaufs des Dickdarms zum Mastdarm durch massierende Bewegungen mechanisch weitertransportiert. Menschen, die unter einer chronischen Obstipation leiden, wissen oft sehr gut oder spüren, wo der gefüllte Dickdarm verläuft. Beginnend im rechten Unterbauch, zum rechten Oberbauch, hin zum linken Oberbauch, dann im linken Unterbauch, wird der Stuhl durch spezielle Handgriffe weitertransportiert. Etwas stärkerer Druck auf den linken Unterbauch bewirkt oft schon, daß Stuhldrang verspürt wird und daß Winde abgehen. Die Methode muß von der betreuenden Person, am besten unter krankengymnastischer Anleitung, erlernt werden. Am eigenen Körper kann dies nicht durchgeführt werden, weil dabei die Anspannung der Bauchmuskulatur den Ausstreichungen entgegenwirkt.

6.4. Beckenbodentraining

Das Beckenbodentraining stellt eine sehr wirkungsvolle konservative Therapie der Streßinkontinenz dar. Die fachliche Anleitung ist gerade für dieses Training zwingend notwendig. Werden die falschen Muskelgruppen durch unkorrektes Training aktiviert, kann es zu einer Verschlimmerung der Beschwerden kommen. Auch zeigt die Praxis, daß sich viele, besonders alte Menschen, ihren Körper nie bewußt gemacht haben. Man erlebt oft folgende Situationen: Beim Versuch, dem Betroffenen klarzumachen, wo sich der Beckenboden befindet, läßt man den Betroffenen den Beckenboden anspannen. Die Spannung kann dann mit der Hand gespürt werden. Die meisten älteren Menschen sind sich aber ihrer Körperfunktionen, speziell ihrer Muskelfunktionen, so wenig bewußt, daß sie es nicht schaffen, den Beckenboden anzuspannen. Häufig wird nur die Bauchmuskulatur angespannt. Es ist eine sehr langwierige und zeitraubende Anleitung notwendig, um zuerst einmal klarzumachen, welche Region gemeint ist.

6.4.1. Wann ist das Beckenbodentraining sinnvoll?

Bei leichten Formen der Streßinkontinenz wird mit dem Training meist wieder Kontinenz erreicht. Frauen, bei denen noch Kinderwunsch besteht, können auch bei schwerer Streßinkontinenz das Beckenbodentraining durchführen. Sie können dadurch eine bevorstehende Operation hinauszögern, denn eine Geburt nach erfolgreicher Streßinkontinenzoperation würde den Erfolg dieser Operation zunichte machen. Bei der Altersinkontinenz handelt es sich sehr oft um eine Kombination zwischen Dranginkontinenz und Streßinkontinenz. Hier dient deshalb das Beckenbodentraining der Unterstützung des Toilettentrainings. Auch sollten diese Übungen in jedes Altersturnen mit aufgenommen werden, um einer Streßinkontinenz vorzubeugen. Es ist jetzt schon aus prophylaktischen Gründen Bestandteil der Schwangerschaftsgymnastik. Ebenso angezeigt ist das Beckenbodentraining nach radikaler Prostatektomie und bei Stuhlinkontinenz, und zwar dann, wenn eine Schließmuskelschwäche vorliegt. Auch empfehlt es sich nach einer längeren »Dauerkatheterzeit«.

6.4.2. Voraussetzungen für das Beckenbodentraining

Es sollte vor Beginn der Therapie diagnostisch abgeklärt werden, ob es sich um eine Streßinkontinenz handelt. Der Arzt muß darüber entscheiden, ob die Inkontinenz mit dem Beckenbodentraining behandelt werden kann. Voraussetzung ist die Bereitschaft des Betroffenen, ein konsequentes und ausdauerndes Training durchzuführen. Denken Sie ans

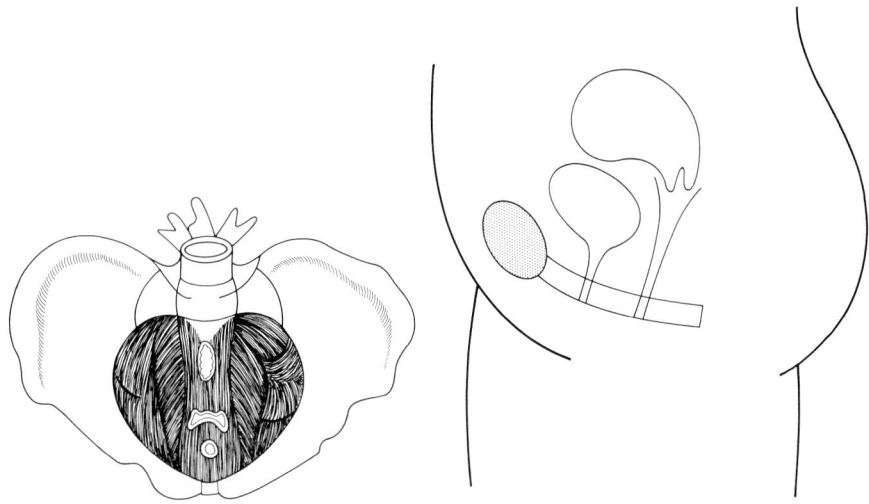

ABB. 12: links: Beckenbodenmuskulatur von oben; rechts: Lage der Harnblase.

Bodybuilding. Wie lange müssen Muskeln trainiert werden, um diese »Muskelpakete« daraus entstehen zu lassen. Dem Betroffenen muß, um keine falschen Hoffnungen entstehen zu lassen, von vornherein klargemacht werden, daß ein Erfolg sich meist erst nach 2 bis 3 Monaten einstellt.

6.4.3. Die Beckenbodenmuskulatur

Die Beckenbodenmuskulatur ist die Begrenzung des Bauchraums nach unten. Sie trägt und unterstützt die inneren Organe. Es handelt sich dabei um eine breite Muskelpalette (s. Abb. 12). Sie umschließt die Harnröhre, die Scheide und den After. Diese Muskulatur unterliegt unserem Willen, d. h., wir können bewußt die Harnröhre, die Scheide und den After zusammenkneifen. Um die Beckenbodenmuskulatur spüren zu können, versuchen Sie doch einfach mal während des Wasserlassens den Strahl zu unterbrechen. Der Beckenboden hebt sich, und Sie spüren die Anspannung.

6.4.4. Reduzierung des Drucks auf die Beckenbodenmuskulatur

Auf der Beckenbodenmuskulatur lastet der gesamte Druck des Bauchinnenraums. Die Begrenzung des Bauchraums nach oben stellt das Zwerchfell dar. Bei der Ausatmung hebt sich das Zwerchfell nach oben. Es kommt zur Druckentlastung im Bauchraum (s. Abb. 13).

62 Konservative therapeutische Maßnahmen

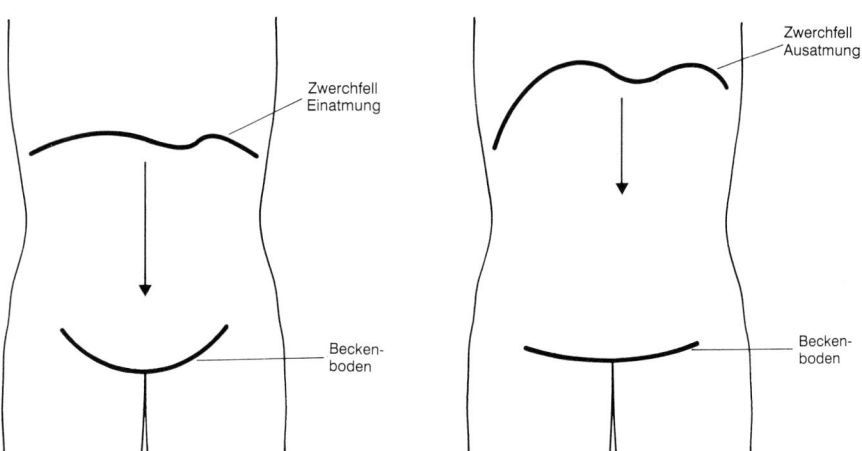

ABB. 13: *Druckeinwirkung bei der Einatmung (links), bei der Ausatmung (rechts).*

Dies erklärt auch, warum die richtige Atemtechnik beim Beckenbodentraining so wichtig ist. Die Anspannung der Beckenbodenmuskulatur muß immer in der Ausatemphase erfolgen, ansonsten würde der Druck im Bauchraum der Anspannung entgegenwirken. Ein enormer Druck lastet auch durch Übergewicht auf der Beckenbodenmuskulatur. Die Beckenbodenmuskulatur hält diesem Druck auf Dauer nicht stand. Die Streßinkontinenz tritt deshalb meistens bei Übergewicht auf. Eine Druckentlastung beim übergewichtigen Menschen kann nur durch eine Gewichtsreduktion erreicht werden. Zur Reduzierung des Drucks sollten sich die Betroffenen bestimmte Hebetechniken und damit verbunden bestimmte Atemtechniken angewöhnen. Bei der Ausatmung hebt sich das Zwerchfell nach oben. Der Druck im Bauchraum wird geringer. Die Druckentlastung ist notwendig, um den Druck auf den Beckenboden abzuschwächen. Es ist deshalb sinnvoll, bei der Kraftanstrengung laut auszuatmen. Dadurch macht man sich die Ausatmung im richtigen Moment bewußt. Auch ist es wichtig, sich Hebetechniken anzugewöhnen, die die Bauchmuskulatur nicht so stark beanspruchen. Beim Heben von Lasten geht man in die Knie und läßt den Rücken gerade. Die in der Kranken- und Altenpflege Tätigen kennen diese Techniken unter dem Begriff der »rückenschonenden Arbeitsweise«. Beim Aufstehen aus dem Bett erreicht man eine Druckreduzierung, indem man den Patienten zuerst zur Seite rollt und ihn dann seitlich aufstehen läßt. Dies ist dann wichtig, wenn Sie einen inkontinenten Menschen morgens zur Toilette führen wollen. Wird seine Bauchmuskulatur durch das Aufstehen kräftig angespannt, so wird Druck auf die Blase ausgeübt. Er kann

Beckenbodentraining 63

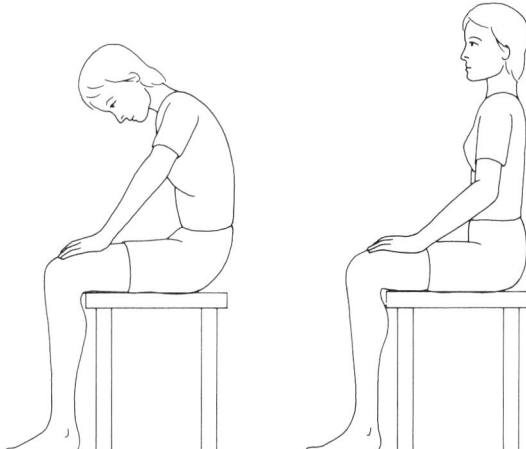

ABB. 14: *Übungen im Sitzen.*

in dem Moment die Blasenentleerung nicht unterdrücken. Das gleiche gilt für die Benutzung von Bettzügeln. Um sich damit aufzurichten, ist ebenfalls eine Bauchdeckenanspannung notwendig.

6.4.5. Durchführung des Beckenbodentrainings

Die Anleitung zum Beckenbodentraining muß unter krankengymnastischer Anweisung erfolgen. Entscheidend für den Erfolg ist ein ausdauerndes Training. Dabei ist es nicht wichtig, daß viele verschiedene Übungen durchgeführt werden. Es genügt eine bestimmte Übung, die oft und richtig gemacht wird. Eine sehr einfache Übung ist es, beim Wasserlassen den Strahl mehrmals zu unterbrechen. Diese sogenannte Kneifübung ist sehr wirkungsvoll. Als Beispiel wird die Übung im Sitzen ausgeführt. Die Beschreibung ist ein Auszug aus dem Buch »Beckenbodentraining« von Ingrid Zimmermann. Weitere Übungen werden dort ausführlich beschrieben. Dieses Buch erscheint ebenfalls in der Schlüterschen Verlagsanstalt und Druckerei, Hannover.

Übungen im Sitzen

Machen Sie im Sitzen einen runden Rücken (Abb. 14), wird das Gewicht auf den hinteren Teil des Gesäßes verlagert. Kneifen Sie während der Ausatmung die Beckenbodenmuskulatur zusammen, werden Sie feststellen, daß in dieser Sitzposition das Zusammenziehen der Afterregion erleichtert wird. Beim Sitzen in der Hohlkreuzhaltung wird das Anspannen der vorderen Beckenmuskulatur um Scheide und Harnröhre gefördert.

6.5. Bio-Feedback

Bio-Feedback bedeutet, daß die Kontraktion der Beckenbodenmuskulatur mit Hilfsmitteln bewußt gemacht wird (optisch oder akustisch). Somit erhält man eine Kontrolle, ob wirklich die richtige Muskelgruppe trainiert wird. Diese Therapieform setzt, wie das Beckenbodentraining, ein konsequentes Training und die Kooperation des Betroffenen voraus.

Bio-Feedback zur Behandlung der Harninkontinenz

Hier kommt das Bio-Feedback fast ausschließlich bei der männlichen und weiblichen Streßinkontinenz zur Anwendung. Die Indikationen bei der Streßinkontinenz sind die gleichen wie für die Beckenbodengymnastik. Die Betroffenen können durch diese konservative Therapieform eine Kontinenz unter Belastung erreichen.

Bio-Feedback zur Behandlung der Stuhlinkontinenz

Es eignen sich zu diesem Training Patienten mit Stuhlinkontinenz unterschiedlichster Genese. Bio-Feedback wurde häufig nur bei bestimmten Krankheitsbildern eingesetzt, so z. B. bei Kindern, die unter angeborenen Mißbildungen des Anorektums leiden. Es zeigte sich aber auch, daß diese Indikationsstellung zu einseitig war. Gute Erfolge wurden auch bei anderen Formen der Analinkontinenz verzeichnet (nach Hämorrhoidektomie, nach tiefen anorektalen Anastomosen, Verletzungen des Schließmuskelsystems usw.). Pathologische Druckwerte des Sphinktersystems beim Inkontinenten können erheblich verbessert werden. Aktiviert wird die Kontraktionskraft des willkürlichen Muskels, also des äußeren Schließmuskels, der Teil der Beckenbodenmuskulatur ist. Aber nicht nur die Kontraktionskraft, sondern auch die Ausdauer wird trainiert.

Durchführung des Bio-Feedback-Trainings

Der Betroffene muß eine fachliche Anleitung erhalten. Er erhält dann für den häuslichen Bereich ein Heimgerät, mit dem er das Training selbständig durchführen kann. Hier sind regelmäßige Kontrollen (z. B. einmal wöchentlich) erforderlich. Bei älteren Menschen, die nicht fähig sind, dieses Training selbständig durchzuführen, übernehmen diese Aufgabe die Gemeindeschwester oder die Angehörigen. Die Durchführung des Trainings richtet sich nach dem jeweiligen Hersteller. Hier sollte die Gebrauchsanweisung für das Gerät und die Trainingsempfehlungen genauestens beachtet werden. Das Prinzip des Trainings jedoch ist immer dasselbe. Es wird ein Anal- oder Vaginaltampon eingeführt, der über eine Sonde mit dem Meßgerät verbunden ist. Der Betroffene spannt den Beckenboden an. Über den Tampon wird die Verschlußkraft des Schließmuskels gemessen. Wird der Druck erreicht, der vorgegeben wurde, so ertönt ein Signal oder eine optische Anzeige. Der Vorteil des Bio-Feedback liegt darin, daß eine genaue Kontrolle des Trainings möglich ist. Die Motivation ist dabei größer, weil der Betroffene Therapieerfolge aufgezeigt bekommt. Er hört oder sieht den Erfolg.

6.6. Elektrostimulation

Bei der Elektrostimulation handelt es sich um ein passives Muskeltraining. Die Elektrostimulation erzeugt eine Kontraktion sämtlicher Beckenbodenmuskeln mit gleichzeitiger Entspannung des Detrusors und damit der Hemmung der Blasenkontraktionen. Diese Elektrostimulation erfolgt über einen Vaginal- oder Analtampon mit niederen Frequenzen. Man unterscheidet zwei Anwendungsverfahren. Die Elektrode kann mit sehr niederen Frequenzen kontinuierlich getragen werden oder mit höheren Frequenzen einmal täglich in einer 20-Minuten-Sitzung angewandt werden. Die eingeführte Elektrode entsendet elektrische Impulse. Diese Impulse bewirken eine Kräftigung der Beckenbodenmuskulatur. Da die Elektrotherapie gleichzeitig den Detrusor entspannt, wird sie auch bei anderen Inkontinenzformen (z. B. Dranginkontinenz) eingesetzt. Die Anwendung des Bio-Feedback oder der Elektrotherapie braucht auch den älteren Patienten nicht vorenthalten zu werden. Erfahrungen haben gezeigt, daß gerade bei älteren Patienten oft sehr gute Ergebnisse erzielt werden.

6.7. Fußreflexzonentherapie

Dabei handelt es sich um ein alternativmedizinisches Verfahren. Die Wirkungsweise dieser Therapie ist noch ungenügend erforscht und deshalb leider von den Krankenkassen noch nicht anerkannt. Erfahrungen aus der Praxis lassen jedoch den positiven Effekt dieser Methode, auch bezüglich der Inkontinenzbehandlung, nicht leugnen. Viele Berufsgruppen (vor allem Heilpraktiker, Masseure und Krankengymnasten) beschäftigen sich in jüngster Zeit mit diesem Thema. Die Fußreflexzonentherapie beinhaltet eine spezielle Arbeitsweise und Grifftechnik zur Behandlung, hauptsächlich der Füße. Dabei kann durch Arbeit in den energiereflektierenden Zonen und deren Bezugszonen sehr häufig eine positive Beeinflussung organischer Funktionsstörungen beobachtet werden.

7. Inkontinenzprophylaxe

Im folgenden Kapitel wird die Verhütung und Vorbeugung der Inkontinenz besprochen. Folgende Fragen sollen geklärt werden:

— *Was kann der einzelne tun, um der Inkontinenz entgegenzuwirken?*
— *Was kann mit der Präventivmedizin (vorbeugende Medizin) erreicht werden?*
— *Wie kann man ein Umfeld schaffen, in dem Kontinenz möglich ist (im ambulanten Bereich, in Alten- und Pflegeeinrichtungen)?*

7.1. Zukunftsperspektiven

Das Ziel muß es sein, eine gesundheitspolitische Struktur im Sinne der Präventivmedizin zu finden, in der auch bei alten Menschen Kontinenz möglich ist. Begonnen wird bei der Inkontinenzprophylaxe durch Beckenbodentraining. Wir wissen inzwischen, daß das Beckenbodentraining einer Streßinkontinenz vorbeugen, diese sogar therapieren kann. Die Beckenbodengymnastik sollte deshalb zur ständigen Einrichtung werden:

— im Krankenhaus (Schwangerschaftsgymnastik, Nachbetreuung von streßinkontinenzoperierten Patientinnen)
— im Alten- und Pflegeheim (Seniorengymnastik)
— in Turnvereinen (Altersturnen)
— im ambulanten Bereich (Sozialstationen)

Die Inkontinenztherapie muß häufig kombiniert werden, so z. B. mit einer eventuellen Umstellung der Kost (Obstipation!), mit dem Kontinenztraining, mit einer gezielten Flüssigkeitszufuhr, mit dem Erlernen bestimmter Hebetechniken und mit der Hilfsmittelversorgung. Die Betroffenen müssen geführt werden, d. h., sie müssen motiviert werden, das Beckenbodentraining und das Kontinenztraining zu Haue intensiv durchzuführen und vor allem, nach Beendigung der »Sitzungen« beim Krankengymnasten auch weiterzuführen (was nützt »10mal« Beckenbodentraining?). Leider gibt es noch keine Institution, die diese Koordination im ambulanten Bereich durchführt. Ziel müßte es sein, eine Institution zu schaffen, in der Kontinenz gelernt werden kann. Ich denke hier an Gruppen vor Ort, die die Angehörigen miteinbeziehen, um dem Inkontinenten Wege aufzuzeigen, mit der Inkontinenz fertig zu werden. Daß dies funktioniert, beweisen Gruppen mit bestimmten Problemstellungen oft genug. Ich denke hier an Gruppen, die von Fachpersonen geführt werden (z. B. Gruppen für Patienten mit koronaren Herzerkrankungen). Die ideale Konstellation dieser Gruppen müßte aus einem Arzt, einer/einem Krankengymnastin/gymnasten und einer/einem Krankenschwester/-pfleger bestehen.

7.2. Schaffung eines kontinenzfördernden Umfeldes

Die Einweisung ins Alten- oder Pflegeheim oder ein Krankenhausaufenthalt, der aus irgendeinem Grund für einen alten Menschen notwendig wird, stellen oft einen Inkontinenzauslöser dar. Ich beschreibe die Situation des Patienten im Krankenhaus oder im Altenheim etwas ausführlicher, um darzustellen, wo die Angriffspunkte zur Schaffung eines kontinenzfördernden Umfeldes liegen: Wird ein alter Mensch ins Krankenhaus eingeliefert, kommen enorme Streßsituationen auf ihn zu. Ganz abgesehen von beträchtlichen Eingriffen (Untersuchungen, Operation, Therapie usw.) begibt sich dieser Mensch in die Obhut von Fremden. Alles Vertraute hinterläßt er für eine bestimmte Zeit und muß seinen gewohnten Lebensrhythmus umstellen. Er steht nicht auf, wenn er ausgeschlafen hat, sondern wenn er geweckt wird. Er wäscht sich nicht nach dem Aufstehen, sondern wenn er am Waschbecken an der Reihe ist. Das Essen ist ein anderes und die Eßzeiten ebenfalls ... Das Klinikpersonal kann mit viel gutem Willen eine sehr individuelle Pflege und Versorgung leisten, aber auch nur im Rahmen seiner Möglichkeiten. Die Institution »Krankenhaus« benötigt ihre Routine. Bestimmte Verrichtungen sind nur zu bestimmten Zeiten möglich. Genau auf diese bestimmten Zeiten hat sich der alte Mensch einzustellen. Im Alter sind viele Menschen nicht mehr so flexibel und anpassungsfähig. Die fremde Umgebung und die fremden Menschen verwirren sie. So mancher verliert für Tage völlig die Orientierungsfähigkeit. Es scheint unfaßbar, daß sich ein verwirrter, inkontinter Mensch Tage zuvor noch allein zu Hause versorgt hat. Dafür kann die Erklärung nicht die Arteriosklerose oder die senile Demenz sein. Zur Beruhigung, und damit der Patient nachts schlafen kann, werden Schlaf- oder Beruhigungsmittel verabreicht.

Sollte der Patient trotz der Schlafmittel nachts wirklich aufwachen, ist er erst einmal benommen und versucht, sich in der fremden Umgebung zu orientieren. Weil der Toilettengang aber sehr eilt (er ist zu spät aufgewacht), steigt er aus dem Bett und läuft los, fällt über des Nachbarn Bett (»da war doch gestern noch nichts«), läuft zur Toilette und läßt Wasser. Bis hierher hat es gerade gereicht. Peinlich ist nur, daß sich der Patient nicht auf seiner eigenen Toilette zu Hause befindet, sondern auf dem Flur des Krankenhauses. Stürzt dieser Mensch jetzt noch oder stolpert über einen Gegenstand, so werden nicht selten, zu seinem eigenen Schutz natürlich, in Zukunft nachts die Bettgitter angebracht.

Die Qualität der Beleuchtung läßt oft zu wünschen übrig. Sinnvoll wären hier Orientierungshilfen, wie sie auch in Kinderkliniken verwendet werden, oder selbstreflektierende Folien mit entsprechenden Symbolen.

Eine Situation, wie ich sie kenne: Der Patient hat am Nachtkästchen ein kleines Gerät. Dieses Gerät ist gleichzeitig Radio, Sprechanlage für die Schwester und Tag- und Nachtbeleuchtung, verschiedene Hörfunksender sind einzustellen, noch ein Knöpfchen und noch ein Knöpfchen ... Wie soll der alte Mensch in dem Moment das richtige Knöpfchen für das Licht finden?

Die Bauweise einer Klinik oder eines Altenheims ist oft sehr einheitlich. Alle Türen haben die gleiche Farbe, alle Gänge sind gleich angeordnet. Oft befinden sich vierstellige Zahlen an den Zimmern, die natürlich verwirrend sein müssen. Der Patient wird von Untersuchung zu Untersuchung geschleust ... immer die gleichen Flure, Fenster, Türen ... Wie oft habe ich alte Menschen im Krankenhaus gefunden, die auf der Suche nach ihrem Zimmer waren. Unterschiedliche Farben der verschiedenen Stationen, große Beschriftungen der Zimmer und vor allem der Toilettentüren sind unbedingt notwendig. Diese Eintönigkeit und Farbengleichheit fördert sicherlich nicht die Orientierungsfähigkeit.

Der neuaufgenommene Patient kennt weder die Räumlichkeiten noch die Personen, die ihn versorgen. Oft trauen sich die Patienten auch nicht so häufig nach der Toilette zu fragen oder wissen, daß sie es sowieso nicht schaffen können und unterlassen den Toilettengang aus diesem Grund. Kommen wir zu den Toiletten selbst: Zwei Toiletten für 20 Patienten oder Bewohner sind durchaus die Norm. Es entstehen, vor allem nach der Kaffeezeit, Wartezeiten. Meist sind, damit es gut riecht, die Fenster in den Toiletten geöffnet; die Toiletten sind dann oft sehr kalt. Hinzu kommt die Beschaffenheit der Toiletten selbst, die sicherlich meistens nicht den Normen für alte und gehbehinderte Menschen entsprechen. Der Sitz ist zu tief, es sind keine Haltegriffe vorhanden, die Angst ist da, nicht mehr alleine aufstehen zu können.

Die Türverriegelung ist so klein und schlecht zu drehen, daß die Gefahr besteht, nachher nicht mehr herauszukommen. Der Toilettenraum ist so klein, daß man fast nicht durch die Tür paßt, das Toilettenpapier befindet sich auf der Rückseite der Toilette ...

Schaffung eines kontinenzfördernden Umfeldes 69

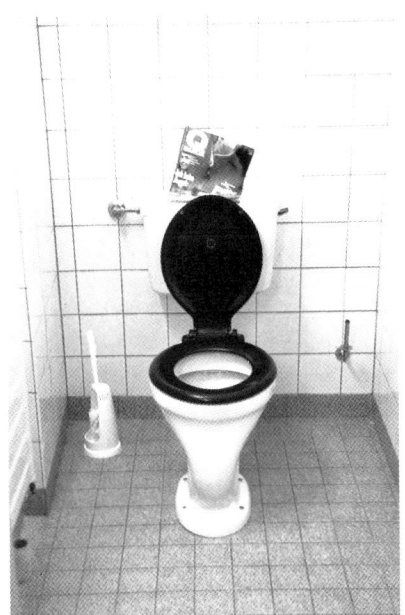

ABB. 15:
Inkontinenzförderer »Toilette«.

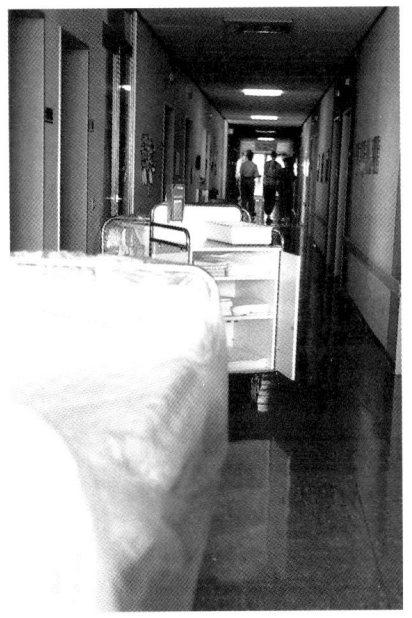

ABB. 16:
»Hindernislauf zur Toilette«.

Ein weiteres Problem sind die Strecken zur Toilette. Der ganze Flur steht voll mit Betten, die nicht genutzt werden, mit Toilettenstühlen, Rollstühlen, Patientenliegen und Putzwagen. Vielleicht wird gerade der Flur gebohnert und gewischt, es ist rutschig. Um die Toilette zu erreichen, bedarf es eines regelrechten Hindernislaufs.

Sollte der alte Mensch diese Strecke trotz seines starken und schlecht zu unterdrückenden Harndrangs doch bewältigt haben und die Toilette gleich gefunden haben, so ist er noch nicht am Ziel. Beim Betreten der Toilette kommt es zu einer plötzlichen Unterkühlung (Harndrang), zudem tropft noch der Wasserhahn, und wir wissen ja alle, wie ein tropfender Wasserhahn auf jemanden wirkt, der dringend Wasser lassen muß. Jetzt beginnt erst der Kampf mit der Kleidung; zwei Unterhosen, Strumpfhose und Mieder müssen entfernt werden, der Reißverschluß klemmt, die Knöpfe können mit den mechanisch schon etwas eingeschränkten Händen schlecht oder gar nicht geöffnet werden ... Die Hose wird naß ... Schade, wo doch nur noch ein kleiner Schritt gefehlt hätte. Schon wieder diese Schande. Wie sage ich es der Schwester? Der Patient schämt sich und ist zutiefst verletzt, hat er doch wirklich sein

Letztes gegeben, um wenigstens diesmal trocken zu bleiben. Was passiert dann? Die Schwester meint es gut, gibt dem Patienten spätestens nach dem dritten unfreiwilligen Wasserlassen ein »dickes Windelpaket«, für seine Sicherheit natürlich. Dieser zutiefst verletzte Mensch wird dann frischgemacht, wenn wieder einmal etwas »passiert« ist. Die Schwester meint es immer noch gut und sagt dem Patienten, daß das schon mal passieren kann, und daß viele Menschen das Wasser nicht mehr halten können. Ist es nun noch verwunderlich, daß dieser Mensch nicht mehr motiviert ist, kontinent zu werden? Wird in dieser Situation zur Erleichterung der Pflege und zur Vorbeugung von Hautschädigungen ein transurethraler Katheter (Dauerkatheter) gelegt, so wird dem alten Menschen eine ganz wesentliche Chance verbaut... die Chance, zu einem kontinenten Leben zurückzufinden.

An baulichen Gegebenheiten können Sie nichts ändern, aber man kann sehr viele Inkontinenzauslöser verschwinden lassen. Beobachten Sie einmal »Ihre Station« oder »Ihr Pflegeheim«. Versuchen Sie sich in die Rolle des alten Menschen zu versetzen. Versuchen Sie dann nach Lösungsmöglichkeiten zu suchen. Die Toilette muß gut zu finden sein. Sie sollte große Türaufschriften haben oder farblich, evtl. mit Symbolen, gekennzeichnet sein.

Auf den Fluren müssen Haltestangen vorhanden sein, um auch den etwas wackeligen Patienten mehr Sicherheit zu geben. Die Flure sollten frei sein, für leere Betten usw. müssen andere Möglichkeiten gefunden werden. Achten Sie auf Stolperfallen wie Läufer, Absätze oder ähnliches. Absätze, wie sie in alten Häusern oft noch zu finden sind, verhindern, daß der Patient mit seinem Gehwagen zur Toilette kommt. Es gelten die Grundsätze der behindertengerechten Einrichtungen. Kein noch so schöner antiker Schrank sollte den Blick auf die Toilettentür versperren. Machen Sie sich Gedanken darüber, wie der Weg zur Toilette verkürzt werden kann. Vielleicht kann ein prädisponierter Patient oder Bewohner in Toilettennähe verlegt werden. Falls nicht, kann er für sich vielleicht einen Toilettenstuhl bekommen, sofern dieser nicht als Transportmittel zweckentfremdet wird. Machen Sie sich auch Gedanken darüber, wie der Betroffene, von seinen körperlichen Fähigkeiten her, den Weg zur Toilette schafft. Braucht er eine Gehhilfe?

Ein weiterer Punkt ist die Temperatur. Alte Menschen fürchten sich vor Kälte. Diese Temperaturschwankung vom warmen Zimmer zur eiskalten, aber »wohlriechenden« Toilette tragen nicht zur Kontinenz bei. Wer geht schon gerne zur Toilette, wenn diese kalt und ungemütlich ist? Apropos ungemütlich: Auch die Toilette sollte gemütlich gestaltet sein. Was spricht gegen Bilder an den Wänden oder Zeitungen auf einem kleinen Regal? Patienten mit chronischer Obstipation verweilen zum Teil sehr lange auf der Toilette. Dem Patienten hilft es nichts, wenn er im Dunkeln, in der Kälte, auf der ungemütlichen Toilette sitzt und aus diesem Grund seine »Bemühungen« abbricht. Zu denken ist auch an die Patienten, die mit Blasen- und Toilettentraining beschäftigt sind und deshalb gezwungen sind, sehr viel Zeit auf der Toilette zu verbringen.

Ein weiterer Punkt ist der Schutz der Intimsphäre. Wie oft läßt man die Tür zum WC auf, weil man glaubt, den Patienten beobachten zu müssen. Auch im Zimmer auf dem Toilettenstuhl, vor den Bettnachbarn, ist der Stuhlgang eine sehr peinliche Sache. Als peinlich werden auch die Gerüche empfunden. Eine spanische Wand und das anschließende Lüften erleichtern dem Patienten die peinliche »Sitzung« wenigstens etwas. Ich sehe in der Beseitigung der »inkontinenzfördernden« Atmosphäre die Grundvoraussetzung für den Beginn des Kontinenztrainings. Dies beinhaltet auch, sich Gedanken über die Auswahl der richtigen Hilfsmittel zu machen.

7.3. Nachbetreuung nach Streßinkontinenzoperationen

In der Regel kommen die Patientinnen noch einmal zur Nachkontrolle in die Klinik. Die ambulante Weiterbetreuung durch den niedergelassenen Gynäkologen richtet sich auf die Nachkontrolle der Wundheilung und den Therapieerfolg. Patientinnen, die zu dem Zeitpunkt keine Inkontinezprobleme mehr haben, suchen den Gynäkologen diesbezüglich nicht mehr auf. Die Beckenbodengymnastik, die ein paar Wochen nach der Operation zur Rezidivprophylaxe einsetzen sollte, wird deshalb nicht propagiert. Die Patientin bekommt diese Anregung meist erst dann, wenn sie wegen erneuter Inkontinenzbeschwerden wieder zum Gynäkologen kommt. Ein weiterer Hinderungsgrund, warum das Beckenbodentraining so wenig durchgeführt wird, ist im Unterbewußtsein der Menschen fest verankert: Eine Operation ist eine »Reparatur eines defekten Teils«. Wurde dieser Defekt unter den Schmerzen und den Qualen einer Operation beseitigt, so geht man davon aus, daß der Schaden behoben ist. Warum sollte eine Frau eine lang andauernde und zeitraubende Gymnastik machen, wenn sie doch operiert worden ist. Die Motivation der Frauen ist gering oder nicht vorhanden. Aber genau dieses Bewußtsein gilt es schon in der Klinik zu wecken: Den Frauen muß die Gefahr des Rezidives bewußt gemacht werden. Sie müssen auf die Möglichkeit einer Vorbeugung angesprochen werden (evtl. mit einem Merkblatt). Der niedergelassene Gynäkologe sollte deshalb auch in diesem Sinne weiterverfahren.

8. Inkontinenzversorgungsmaterialien, ihre Anwendung und Pflege

8.1. Kriterien zur Auswahl der geeigneten Inkontinenzversorgungsart

Eine gute Inkontinenzversorgung kann unter Berücksichtigung der individuellen Situation des Betroffenen und bei Kenntnis sämtlicher vorhandener Hilfsmittel so durchgeführt werden, daß der Betroffene vor Schäden (physisch und psychisch) bewahrt wird und wieder gesellschaftlich reintegriert werden kann. Eine Inkontinenzversorgung mit Hilfsmitteln wird auch dann notwendig, wenn die therapeutischen Maßnahmen ausgeschöpft worden sind und die Inkontinenz weiterhin besteht. Die Inkontinenzversorgung mit Hilfsmitteln sollte dennoch nie isoliert, also als letzte Maßnahme angesehen werden. Sie stellt zum größten Teil eine begleitende Maßnahme während der Therapie dar, vor allem auch im Hinblick auf die Versorgung mit Inkontinenzversorgungsprodukten während des Toilettentrainings, während einer medikamentösen oder nach erfolgter operativer Therapie bis zum Eintritt des Therapieerfolgs. Eine Inkontinenzversorgung, die angepaßt und ausgewählt wurde, muß nicht auf Dauer gut sein. Veränderte Umstände machen eine erneute individuelle Anpassung notwendig. Es gilt deshalb immer wieder zu hinterfragen, ob der Betroffene noch individuell versorgt ist. Dies erfordert Flexibilität und die Kenntnis der vorhandenen Versorgungsprodukte.

Die Auswahl der Inkontinenzversorgungsprodukte hängt von folgenden Kriterien ab:

Therapie

Es gilt sich Gedanken darüber zu machen, wieviel Sicherheit dem Betroffenen durch die Inkontinenzversorgung gegeben werden soll. Zum Beispiel: Ein Betroffener, der das Toilettentraining durchführt, sollte die Sicherheit haben, bis zur Toilette zu kommen. Zu diesem Zweck genügt eine kleine Vorlage, die kleinere Mengen von Harn auffangen kann. Eine Versorgung mit Kondomurinalen macht ein Toilettentraining nahezu unmöglich, denn die Sicherheit, daß die »Hose nicht naß wird«, ist so groß, daß die Motivation »trocken zu bleiben« auf ein Minimum sinkt.

Inkontinenzform und Menge der Ausscheidung

Je nachdem, welche Inkontinenzart vorliegt (Stuhl- und/oder Harninkontinenz), gilt es zu entscheiden, welche Versorgungsart gewählt wird.

Weiterhin ist die Auswahl von der Beschaffenheit und der Menge der unwillkürlichen Ausscheidung abhängig. Ist der Stuhl dünnflüssig? Sind es komplette Darmentleerungen, oder »schmiert« der Betroffene? Liegt ein tropfenweiser Harnverlust vor, oder entleert sich die Blase vollständig?

Zeitpunkt

Ein Betroffener, der nachts inkontinent ist, kann durchaus in der Lage sein, tagsüber sein Toilettentraining so durchzuführen, daß am Tag keine Inkontinenzversorgung benötigt wird. Es gilt deshalb zu ermitteln, wann die Inkontinenzversorgung gebraucht wird: ob zu bestimmten Tageszeiten oder auch zu bestimmten Gelegenheiten. Zum Beispiel: Der Betroffene möchte seinen täglichen Spaziergang machen und benötigt deshalb zur Sicherheit eine Inkontinenzvorlage. Es gibt auch Betroffene, die während der Arbeitszeit ein Kondomurinal tragen, zu Hause aber durchaus in der Lage sind, mit ihrer Inkontinenz so umzugehen, daß sie keine Inkontinenzversorgung benötigen.

Mobilität des Betroffenen

Rollstuhlfahrer benötigen selbstverständlich andere Versorgungsmaterialien als z. B. bettlägerige Patienten oder völlig mobile Menschen.

Geistiger und körperlicher Zustand des Betroffenen

Ziel muß auch hier sein, dem Betroffenen die Selbständigkeit zu erhalten. Ein alter Mensch, der schlecht sieht, ist mit einer Kondomurinalversorgung sicherlich überfordert, während er durchaus in der Lage sein kann, eine Windel selbst zu wechseln. Verhindert der Zustand des Betroffenen die Selbstversorgung, so richten sich die Auswahlkriterien nach den Bedürfnissen der pflegenden Person (Angehöriger, Gemeindeschwester usw.). Inwieweit ist der Angehörige fähig, mit einer Inkontinenzversorgung umzugehen? Zu welchen Zeiten kann die Gemeindeschwester zum Betroffenen kommen (6mal täglich Windeln wechseln)?

Anatomische Voraussetzungen

Bei Männern bietet sich die Verwendung eines Kondomurinals an. Es gibt bis heute für Frauen wegen der schlechten Befestigungsmöglichkeiten nichts Gleichwertiges. Beim Vorliegen eines retrahierten Penis ist die Ausgangslage so schlecht wie bei Frauen.

Hautbeschaffenheit

Hautirritationen, Dekubitus und Pilzinfektionen machen eine Versorgung mit Windeln meist unmöglich. In diesen Fällen muß zeitweise auf ableitende Inkontinenzversorgungen übergegangen werden. Bei Frauen oder bei Männern, bei denen keine Kondomurinalversorgung möglich ist, ist dies bis zur Abheilung der Haut oder des Dekubitus eventuell sogar eine Indikation für eine kurzfristige instrumentelle Harnableitung. Hautirritationen am Penis, durch den Klebstoff des Kondomurinals verursacht, können im umgekehrten Fall (bis zur Abheilung) eine kurzfristige Versorgung mit einem Vorlagensystem notwendig machen.

8.2. Anforderungen an eine gute Inkontinenzversorgung

Aus den aufgeführten Kriterien lassen sich die Anforderungen an eine gute Inkontinenzversorgung ableiten:

Eine gute Inkontinenzversorgung
— ist dicht gegen Ausscheidungen und Gerüche
— ist geräuscharm (knisternde Windelversorgungen!)
— fängt die anfallende Harn- und/oder Stuhlmenge sicher auf
— verhindert oder beseitigt Hautkomplikationen
— ist hautfreundlich
— dient der Dekubitusprophylaxe
— ist optisch unauffällig
— erhält die Selbständigkeit des Betroffenen
— macht den Betroffenen gesellschaftsfähig
— ist lagerfähig und gut zu beschaffen
— läßt sich leicht entsorgen
— ist wirtschaftlich

8.3. Inkontinenzversorgungsmaterialien

Die Inkontinenzversorgungen werden unterteilt in:

— aufsaugende Materialien
— ableitende Systeme
— instrumentelle Harnableitungen

Zu den Inkontinenzversorgungsmaterialien zählen auch sämtliche Hilfsmittel, die für die Hautreinigung und die Hautpflege benötigt werden.

Eine weitere Gruppe stellen die Hilfsmittel dar, die zur Erleichterung des Umgangs mit der Inkontinenz beitragen (z. B. Gehhilfen, Halterungen auf der Toilette, Nachtstühle, geeignete Kleidung).

8.3.1. Aufsaugende Materialien

Aufbau der aufsaugenden Materialien

Die auf der Haut liegende Oberfläche besteht aus einem wasserabstoßenden Vlies- oder Textilmaterial. Dies soll gewährleisten, daß die Haut trocken bleibt. Die Innenseite besteht aus Zellstofflagen oder -flocken, die die Flüssigkeit aufnehmen. Im Gegensatz zu Flockenwindeln klumpen Zellstofflagenwindeln nicht zusammen. Sie sind allerdings nicht so saugfähig.

Die körperabgewandte Seite besteht aus einem wasserundurchlässigen Material, welches sicherstellt, daß kein Harn oder Stuhl nach außen gelangt. Fehlt diese wasserundurchlässige Schicht, kann die Vorlage nur mit einer wasserdichten Krankenhose getragen werden. Je nach Hersteller weisen die aufsaugenden Materialien Besonderheiten auf. So ist z. B. die Oberfläche bei bestimmten Windeltypen kanalförmig oder rautenartig beschaffen. Dadurch wird erreicht, daß große Harnmengen aufgenommen werden können. Der Zellstoffkörper wirkt wie ein Schwamm. Er nimmt die Flüssigkeit auf. Jedoch verläßt die Flüssigkeit bei Druck (z. B., wenn sich der Betroffene setzt) das Windelinnere wieder, d. h., die Haut wird naß, die Windel läuft aus (Schwammeffekt). Aus diesem Grund haben viele Hersteller den Zellstoffkörper mit Gel-

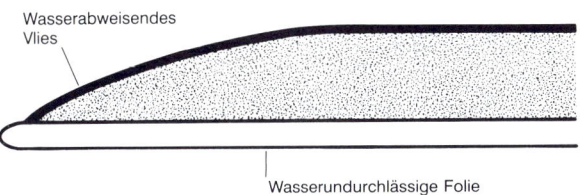

ABB. 17: Aufbau der aufsaugenden Materialien.

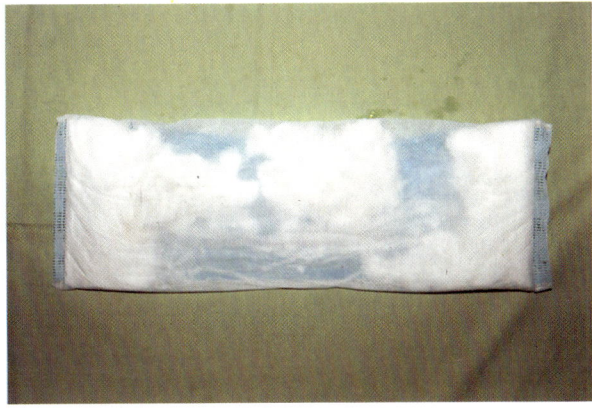

ABB. 18: Klumpenbildung der Zellstoffflocken.

bildnern versetzt. Gelbildner sind Stoffe, die ähnlich wie Gelatine in Verbindung mit Feuchtigkeit aufquellen und dadurch die Feuchtigkeit binden. Auch bei Druck läuft die Feuchtigkeit nicht aus und verläßt das Windelinnere auch nicht mehr. Die Haut bleibt trocken. Dies gibt dem Betroffenen eine größtmögliche Sicherheit vor Undichtigkeiten. Die mit Gelbildnern versetzten Vorlagen haben bei geringer Größe enorme Aufnahmekapazitäten. Solche Gelbildner sind z. B. in den Inkontinenzvorlagen Conveen und Superabsorber enthalten. Als Besonderheit sind noch zwei Wirkstoffe zu besprechen, die manche Hersteller dem Windelinnern zusetzen.

Durch Einbringen des *Citrat-Puffers* ins Windelinnere wird eine Stabilisierung des pH-Werts im hautneutralen Bereich erreicht. Daraus resultiert reduziertes Keimwachstum. Durch die Verwendung dieser citrat-

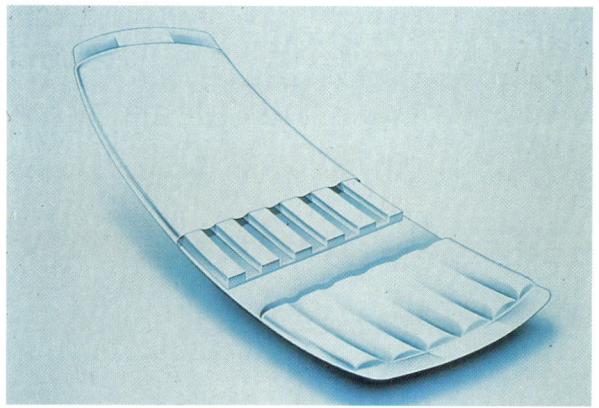

ABB. 19: Kanalförmige Oberflächenstruktur.

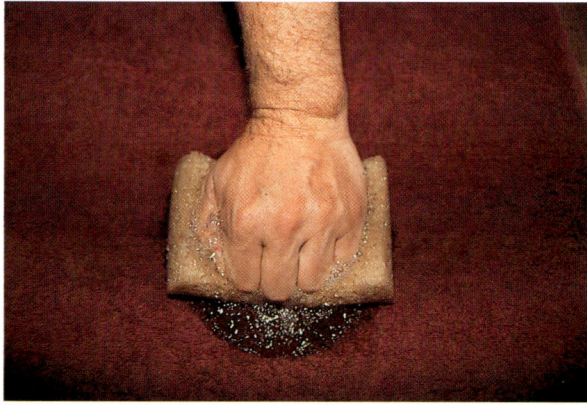

ABB. 20: Bei Druck verläßt die Flüssigkeit den Saugkörper.

gepufferten Windel verringert sich das Risiko einer Hautschädigung (durch Alkalisation und bakterielle Superinfektionen) deutlich. Durch die Keimzahlreduzierung wird die Enzymaktivität der Mikroorganismen gehemmt. Es findet keine beschleunigte Umwandlung von Harnstoff zu Ammoniak statt. Es entstehen keine unangenehmen Gerüche.

Eine ähnliche Wirkung hat das Einbringen von Kupfer-Acetat ins Windelinnere. Dieser Wirkstoff ist in der Daisy-Vorlage enthalten.

Tropfenfänger

Bei Tropfenfängern handelt es sich um kleine Windelsäckchen, also Einmalmaterial, die über den Penis oder über Penis und Hoden gestülpt werden. Ihre Saugkapazität beträgt je nach Hersteller zwischen 60 und 80 ml. Sie sind deshalb nur geeignet bei der männlichen Tröpfelinkontinenz oder in Verbindung mit dem Toilettentraining, wenn keine großen Harnmengen aufgesaugt werden müssen. Der Aufbau dieser Tropfenfänger ist vom Prinzip her gleich wie bei den Inkontinenzvorlagen. Es gibt Tropfenfänger, die in ihrer Saugschicht einen Wirkstoff haben, der die Geruchsstoffe vollständig abbaut (z. B. Licotrop). Die Fixierung dieser Tropfenfänger erfolgt am besten mittels einer Netzhose, die den Tropfenfänger gut anliegen läßt. Normale Herrenslips liegen meistens nicht so eng am Körper an. Der Tropfenfänger verrutscht. An der Rückseite z. B. des Tenador-Tropfenfängers befindet sich ein Klebestreifen zur zusätzlichen Fixierung. Beim retrahierten Penis empfiehlt es sich, den Tropfenfänger über Penis und Hoden zu stülpen, um eine bessere Fixation zu erreichen.

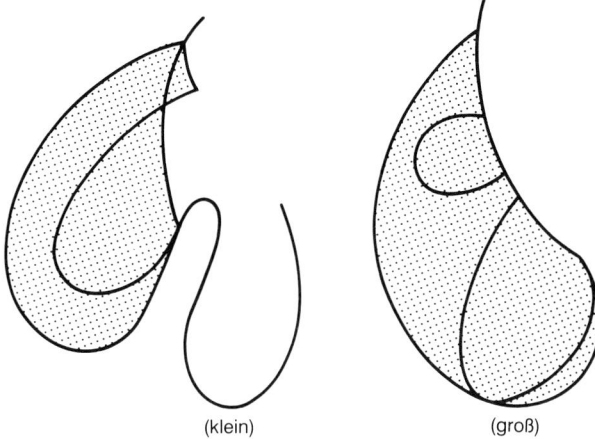

ABB. 21: Anbringungsmöglichkeiten von Tropfenfängern.   (klein)   (groß)

78 *Materialien, ihre Anwendung und Pflege*

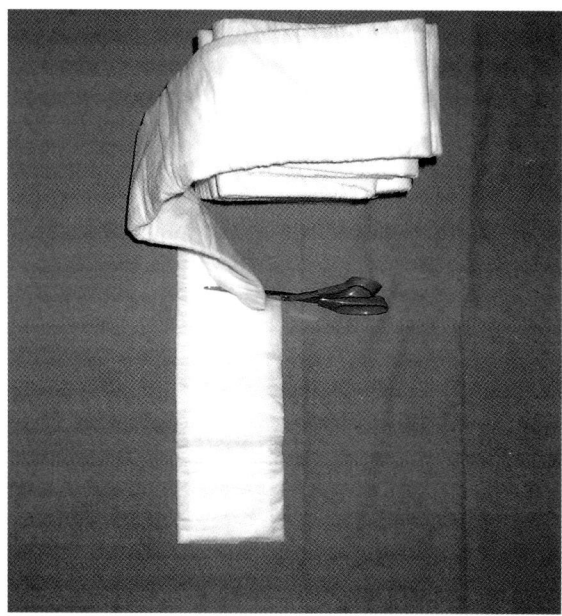

ABB. 22: *Endloswindel.*

Vorlagensysteme

Hierzu zählen aufsaugende Materialien, die direkt am Körper getragen werden. Die Auswahl dieser Vorlagen fällt oft schwer, da es unzählige Herstellerfirmen und Windeltypen gibt. Auf ihre Eigenschaften soll deshalb näher eingegangen werden.

Endloswindeln: Es sind Windeln am Stück, die deshalb sehr kostengünstig sind. Der Betroffene schneidet mit der Schere das benötigte Stück ab. Die meisten Endloswindeln besitzen auf der körperabgewandten Seite eine wasserundurchlässige Schutzschicht. Sie befindet sich jedoch meist unter dem Vliesmaterial und ist deshalb von außen nicht sichtbar. Es gilt den Betroffenen darauf aufmerksam zu machen, daß die Windel richtig eingelegt wird. Eine Markierung signalisiert die körperabgewandte Seite.

Flockenwindeln: Sie sind wie Endloswindeln gearbeitet, jedoch in fertigen Größen erhältlich. Wenn diese Flockenwindeln keine wasserundurchlässige Schutzschicht besitzen, muß die Anwendung deshalb in Verbindung mit einer wasserundurchlässigen Krankenhose geschehen. Flockenwindeln bieten sich als zusätzliche Einlage zu größeren Vorlagen an (weil sie keine Schutzschicht haben und der Harn deshalb durchdringen kann). Bei kleinen Harnmengen braucht nur die Flockenwindel gewechselt zu werden, während die größere Vorlage nochmals verwendbar ist. Dies senkt die Kosten erheblich. Der Nachteil ist, daß ein sehr dickes Windelpaket entsteht. Die Methode empfiehlt sich deshalb nur im häuslichen Bereich und beim immobilen Patienten.

Inkontinenzvorlagen: Sie gibt es als kleine Vorlagen, die nicht größer als normale Damenbinden sind, bis hin zu anatomisch geformten, den Körper ganz umschließende Vorlagen. Diese Vorlagen werden am besten mit Netzhöschen fixiert. Die Beschaffenheit und die Form dieser Inkontinenzvorlagen kann gerade oder geformt sein. Zudem gibt es Vorlagen mit Gummibändchen an den langen Seiten, um zu gewährleisten, daß die Vorlage am Schenkel dicht abschließt. Die gerade Form bietet sich nur bei kleinen Inkontinenzvorlagen an. Bei größeren geraden Vorlagen bilden sich im Schritt Falten, die sehr unangenehm sein können.

Die Auswahl der Inkontinenzvorlage hängt nicht nur von ihrer Größe ab, sondern in erster Linie von der Saugfähigkeit. Daß hier erhebliche Unterschiede bestehen, ergab eine Studie der Universität Tübingen: Es wurde ein Meßverfahren entwickelt, das eine Aussage über Aufnahmegeschwindigkeit und Saugkapazität zuließ. Verglichen wurde z. B. eine gerade Vorlage mit der Abmessung 20 × 40 cm mit einer Vorlage, die nicht viel größer als eine normale Damenbinde ist, aber Gelbildner enthält. Die Saugkapazität der erstgenannten betrug 70 ml. Die Saugkapazität der zweiten 320 ml (bei viel geringerer Grundgröße). Dieses Beispiel verdeutlicht, daß sich bei der Auswahl der geeigneten Vorlage die Kenntnis der Produkte bezahlbar macht. Bei gleichzeitig bestehender Stuhlinkontinenz kommt allerdings nur eine Vorlage in Frage, die eine

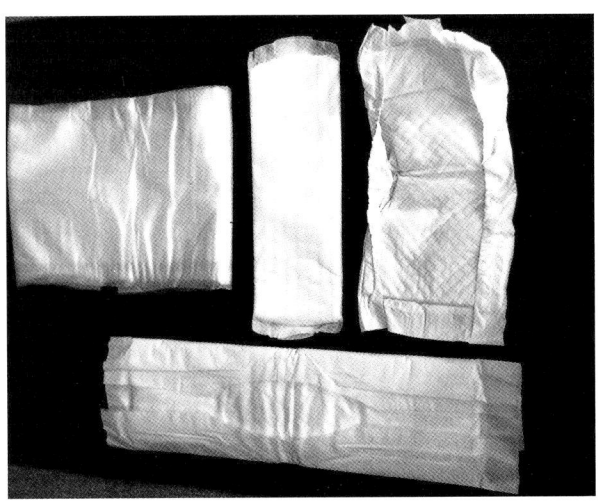

ABB. 23: Verschiedene Inkontinenzvorlagen.

80 *Materialien, ihre Anwendung und Pflege*

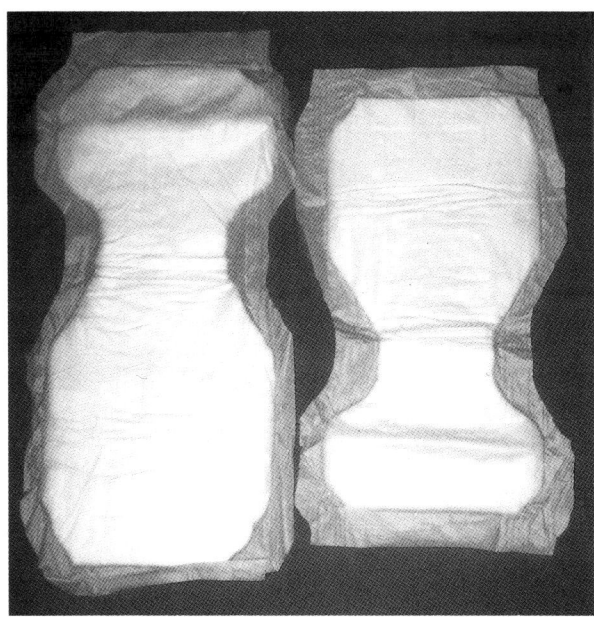

ABB. 24: *Anatomisch geformte Tag- und Nachtvorlage.*

entsprechend große Grundfläche hat. Die kleinere Vorlage ist deshalb ausschließlich für die Versorgung harninkontinenter Frauen geeignet. Ein weiteres Unterscheidungsmerkmal finden wir in Tag- und Nachtvorlagen. Die Nachtvorlagen sind größer, zur Unterscheidung meist farbig markiert. Die Auswahl der geeigneten Größe richtet sich also nach dem Schweregrad der Inkontinenz und danach, ob gleichzeitig eine Stuhlinkontinenz besteht. Ein weiteres Kriterium ist die Hautbeschaffenheit. Die wesentlich teureren, mit Wirkstoffen versetzten Produkte werden deshalb leider meist nur bei Problemhaut eingesetzt. Daß sie enorm hohe Saugkapazitäten aufweisen und deshalb weniger oft gewechselt werden müssen als minderqualifizierte Produkte, wird häufig vergessen. Zudem stellen sie ein Prophylaktikum für Hautschäden dar.

Inkontinenzslips: Der Volksmund nennt sie »Pampers für Erwachsene«. Es handelt sich um Inkontinenzhosen (Einmalmaterial), die mittels Klebestreifen geschlossen werden. Sie kommen zur Anwendung bei schweren Formen der Harninkontinenz, bei Stuhlinkontinenz, wegen der guten Fixierung auch bei verwirrten und unruhigen Patienten oder als Nachtversorgung. Problem dieser rundum geschlossenen Hose ist die Luftundurchlässigkeit. Leicht entstehen durch dieses feuchtwarme Klima Hautschädigungen. Es gilt, neben den schon besprochenen Eigenschaften der Saugkapazität usw., darauf zu achten, ob der Klebestreifen (Verschluß) ein zweitesmal geschlossen werden kann. Sehr oft wird die Hose beim Versuch, sie zu öffnen, zerrissen. Sie müßte dann unnötigerweise gewechselt werden. Diese Inkontinenzslips sind von den meisten Herstellern in 3 Größen erhältlich.

Fixierungsmöglichkeiten der Inkontinenzvorlagen

An verschiedenen Inkontinenzvorlagen sind je nach Hersteller *Haftstreifen* angebracht. Die Schutzfolie über dem Haftstreifen wird abgezogen, die Vorlage in die Netzhose eingelegt. Dies gewährleistet bei guter Haftung einen sicheren Sitz.

Die wohl beste Fixierungsmöglichkeit bietet sich durch das Tragen von *Netzhosen*. Sie sind angenehm auf der Haut, luftdurchlässig, hautfreundlich, kostengünstig und wiederverwendbar. Mit der Netzhose kann jede Inkontinenzvorlage sicher fixiert werden. Über der Netzhose wird dann die normale Unterwäsche getragen.

Wasserundurchlässige Krankenhosen bestehen aus Plastikmaterial. Dieses Plastikmaterial schützt den Betroffenen sehr gut vor Undichtigkeiten. In die Krankenhose werden saugende Materialien eingelegt. Dies kann in Form von Endloswindeln geschehen. Die andere Möglichkeit ist die Verwendung von Flockenwindeln. Manche Hersteller haben in der Innenseite Taschen eingearbeitet, in die die Windeln eingeschoben werden und somit besser fixiert sind. Das Problem der Krankenhosen ist die Luftundurchlässigkeit. Es entsteht ein Wärme- und Nässestau. Dieses feuchtwarme Milieu wirkt sich verheerend auf die Haut aus.

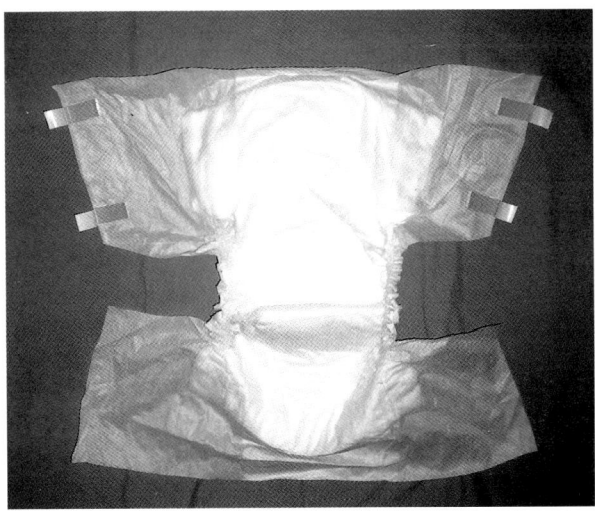

ABB. 25:
Inkontinenzslip.

82 *Materialien, ihre Anwendung und Pflege*

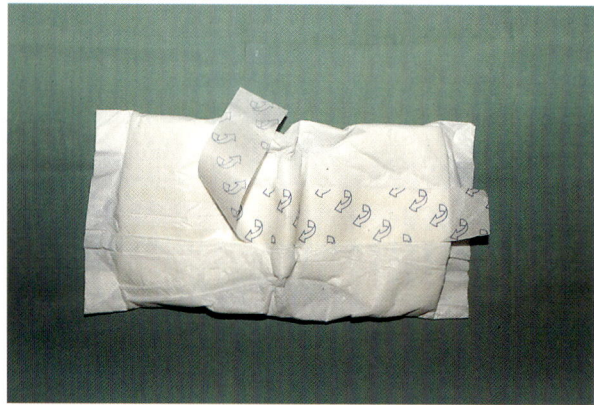

ABB. 26:
Fixierung durch
Haftstreifen.

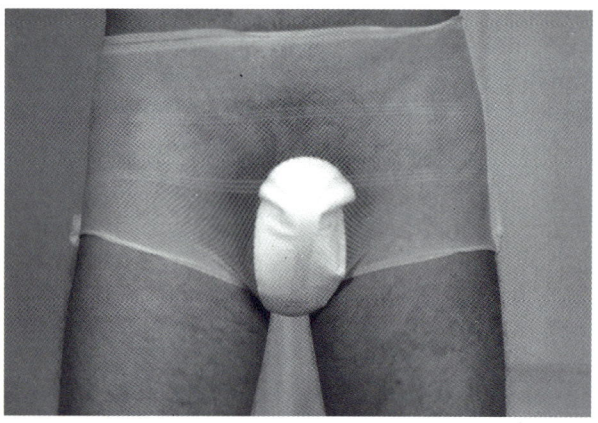

ABB. 27: Fixierung
durch Netzhose.

Pilzinfektionen und bakterielle Infektionen werden begünstigt. Aus diesem Grund haben verschiedene Hersteller die Krankenhosen innen mit Stoff ausgestattet. Dieser Stoff schützt die Haut vor Feuchtigkeit und läßt sie besser atmen. Allerdings ist der Waschaufwand der Krankenhosen dadurch enorm, da bei häufiger Inkontinenz die Krankenhose 2- bis 3mal täglich gewechselt und somit gewaschen werden muß. Der Kostenfaktor ist erheblich. Will man nicht täglich mit dem Waschen von Krankenhosen beschäftigt sein, so sollten etwa 10 Hosen zur Grundausstattung gehören. Abbildung 28 zeigt eine Krankenhose, die nur im Schritt aus Plastikmaterial, sonst aber aus Baumwolle besteht. Sie eignet sich für die leichte weibliche Inkontinenz. Abbildung 29 zeigt eine Krankenhose mit Druckknöpfen, die ein leichteres An- und Ausziehen gestattet. Die Pflege- und Waschanweisungen der Hersteller müssen beachtet werden.

Inkontinenzversorgungsmaterialien 83

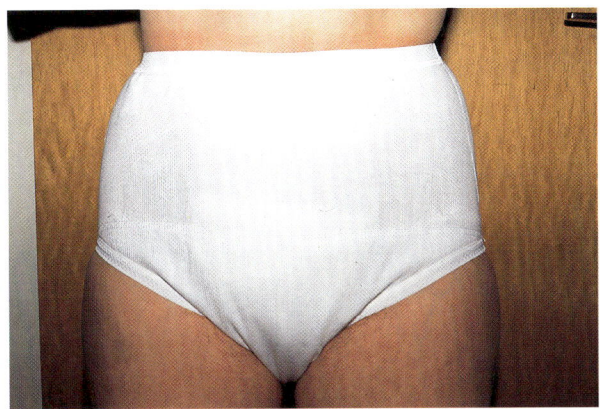

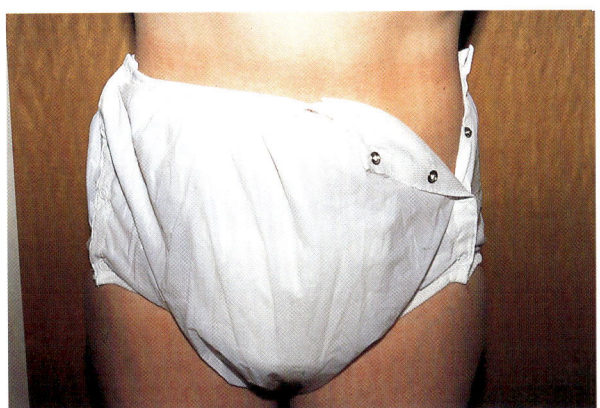

ABB. 28 und 29:
Verschiedene
Krankenhosen.

Pflege- und Anwendungshinweise bei der Verwendung
aufsaugender Materialien

Grundvoraussetzung bei der Verwendung von Vorlagensystemen ist die Hautpflege und die äußerst peinliche Intimhygiene. Ein häufiger Vorlagenwechsel ist besser als ein riesiges Windelpaket, das nur 2mal täglich gewechselt wird. Beim Wechseln der Versorgung ist zu überprüfen, ob die Haut trocken ist. Es gibt sehr schlechte Vorlagensysteme, die den Harn zwar aufnehmen, die Haut aber vor der Feuchtigkeit nicht schützen. Als Anhaltspunkt sollte ein Vorlagenwechsel von mindestens 3mal täglich gelten. Hier jedoch eine Regel aufzustellen ist schwierig, weil der Wechselrhythmus von sehr vielen Faktoren abhängig ist. Durch den Kontakt mit Harn und Stuhl besteht immer die Gefahr einer extremen Hautschädigung. Aus dieser Kenntnis heraus fällt es leichter, den

84 *Materialien, ihre Anwendung und Pflege*

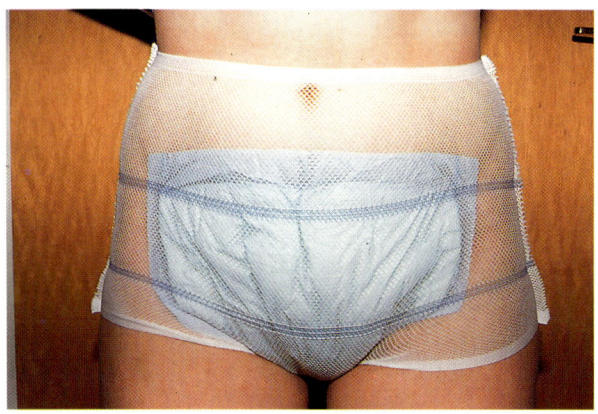

ABB. 30: *Richtig angelegte anatomische Vorlage.*

individuellen Rhythmus zu bestimmen. Beim Anlegen von Vorlagen ist darauf zu achten, daß die Vorlage eng am Körper des Betroffenen anliegt. Zwischen Haut und Vorlage dürfen keine großen Hohlräume entstehen. Tritt körperwarmer Harn aus, dringt er in das Saugmaterial ein. Die Hauttemperatur gewährleistet, wenn die Vorlage eng anliegt, daß die Windel warm bleibt. Hat die Vorlage hingegen Abstand zur Haut, kühlt die Feuchtigkeit sehr schnell ab. Beim Hinsetzen oder Gehen kommt der Betroffene mit der kalten, feuchten Vorlage immer wieder in Berührung. Diese Kälte ist nicht nur unangenehm, sondern begünstigt auch Blaseninfektionen.

Bei Verwendung von Netzhöschen oder Inkontinenzslips ist ebenfalls darauf zu achten, daß die Vorlage an den Schenkeln und am Körper eng anliegt, also gut abschließt. An den Beinöffnungen der Netzhöschen darf das Vorlagensystem nicht herausragen. Beim Wechseln des Vorlagensystems im Sitzen, Liegen oder Stehen wird die Vorlage immer nach hinten entfernt, um einer möglichen Verschmutzung der Genitalregion mit Keimen der Analregion vorzubeugen.

Probleme der aufsaugenden Versorgungen

Das größte Problem der »Windelversorgungen« sind die Hautprobleme. Hinzu kommen Geruchsbelästigung und die ständige Angst, daß die Windel undicht werden könnte. Die meisten aufsaugenden Versorgungen sind sehr auftragend. Dies veranlaßt die Betroffenen häufig, ihre gesamte Garderobe umzustellen, damit das »Windelpaket« nicht so sehr auffällt. Ein weiteres Problem stellen die Lagerhaltung und die Entsorgung der gebrauchten Materialien dar. Riesige Windelpakete säumen die Flure und Zimmer der inkontinenten Menschen. Die Be-

Inkontinenzversorgungsmaterialien 85

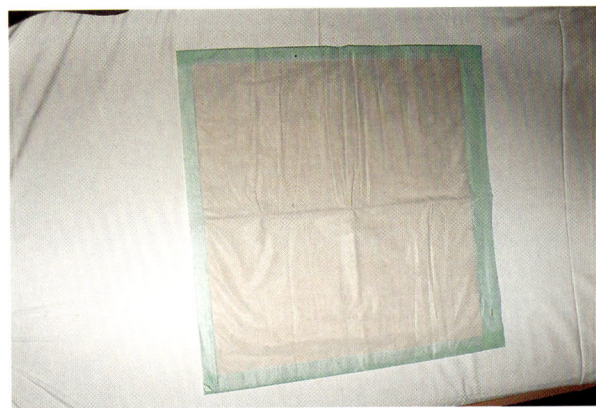

ABB. 31: Zellstofflagenunterlage.

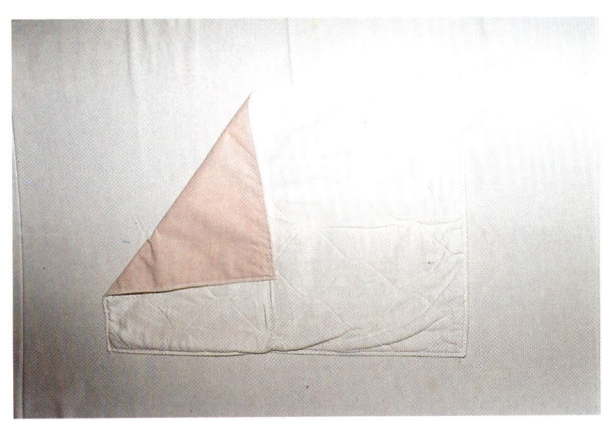

ABB. 32: Waschbare Unterlage.

schaffung ist sehr schwierig, da eine Monatsversorgung von Betteinlagen und Windelhosen von einer Person nicht getragen werden kann. Überfüllte Mülltonnen sind an der Tagesordnung.

Bettschutzsysteme

Erhältlich sind Bettschutzlaken aus wasserundurchlässigem Material zum Schutz der Matratzen. Sie werden unter das Stofflaken ins Bett eingebracht. Es gibt Einmalbettschutzlaken, wie sie sehr häufig im Krankenhaus auf Liegen und Tragen verwendet werden, und wiederverwendbare Materialien. Die wiederverwendbaren Bettschutzlaken bestehen meist aus Gummi (rascheln nicht) oder Plastikmaterial. Sie können sehr lange verwendet werden. Diese Laken schützen nur das Bett vor Feuchtigkeit, nehmen selbst aber keine Feuchtigkeit auf. Um Feuchtigkeit aufzufangen, werden Unterlagen auf Zellstoffbasis ver-

86　*Materialien, ihre Anwendung und Pflege*

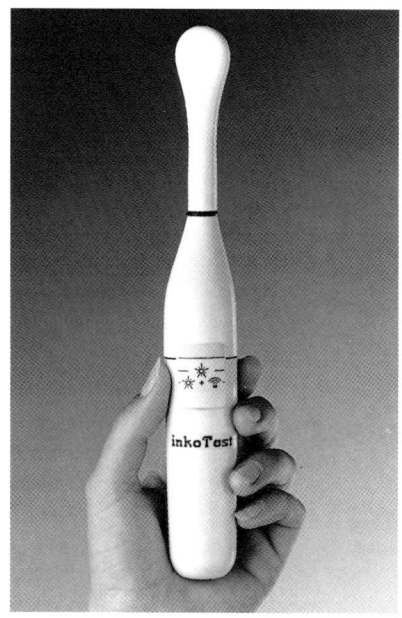

ABB. 33: *Nässesensor.*

wendet, die wie die Vorlagensysteme aufgebaut sind. Je nach Hersteller sind diese Unterlagen in den Größen zwischen 40 × 60 und 60 × 90 cm erhältlich. Auch sind dünne Stecklaken erhältlich, die ebenfalls aus saugendem Material bestehen. Für den häuslichen Bereich eignen sich auch wiederverwendbare Unterlagen aus Stoff.

Nässesensor

Ein neues Produkt ist der sogenannte InkoTest. Es ist ein Gerät, mit dem sich von außen feststellen läßt, ob eine Vorlage von innen mit Harn oder feuchtem Stuhl gefüllt ist. Dies wird optisch oder wahlweise akustisch festgestellt. Dadurch erfährt das Pflegepersonal eine wesentliche Arbeitserleichterung. Die Kosten werden durch Materialeinsparung gesenkt.

8.3.2. Ableitende Inkontinenzsysteme

Zu den ableitenden Inkontinenzsystemen zählen die Systeme, die Harn oder Stuhl auffangen und ihn über eine Schlauchverbindung in einen Sammelbehälter führen. Dazu zählen Urinale, Kondomurinale, Ableitungssysteme für Frauen und Auffangsysteme für die Stuhlinkontinenz. Diese Systeme werden als nichtinvasive Ableitungssysteme bezeichnet, da sie keine direkte Verbindung mit der Körperhöhle haben. Invasive

Inkontinenzversorgungsmaterialien 87

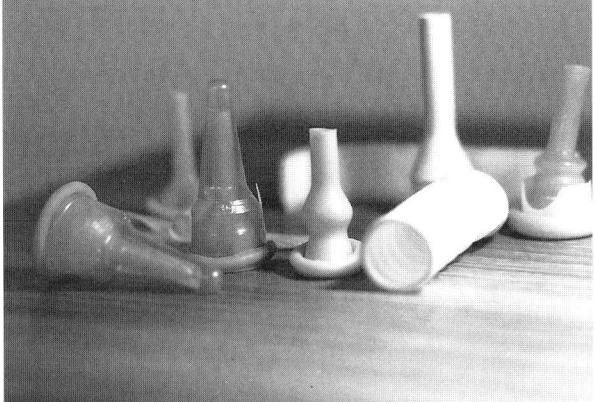

ABB. 34: Verschiedene Kondomurinale.

ABB. 35: Zirkulär angelegter Haftstreifen (links).

ABB. 36: Spiralförmig angelegter Haftstreifen (rechts).

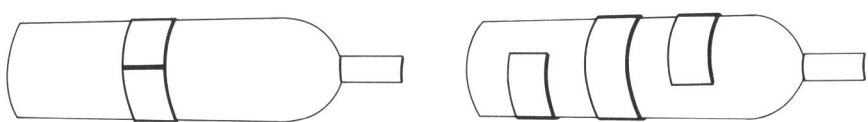

Ableitungssysteme werden unter dem Begriff instrumentelle Harnableitungen zusammengefaßt.

Kondomversorgungen

Kondomversorgungen sind die Nachfolgemodelle der früher meist gebräuchlichen Urinalversorgungen. Kondomversorgungen sind Gummi- oder Latexhülsen, die über den Penis gestülpt werden und so den Harn in ein Harnsammelbehältnis ableiten.

Kondombefestigung durch Fixierstreifen oder Hautkleber

Die Fixierung der Kondome erfolgt durch einen Haftstreifen, der an der Peniswurzel angebracht wird, oder mit einem Hautkleber.

Die Fixierung mittels Hautkleber ist heute kaum mehr gebräuchlich, weil sie einige Probleme aufwirft. Bei der Verwendung von Hautkleber auf Dauer kommt es sehr häufig zu Hautreizungen und Hautirritationen. Das Auftragen des Hautklebers ist auch nicht ganz einfach. Um eine gute Fixierung zu erreichen, braucht man eine gleichmäßige und lückenlose Verteilung des Hautklebers auf der Penishaut. Gerade für ältere Menschen stellt dies ein unüberwindbares Hindernis dar.

Bei der Fixierung durch Haftstreifen wird ein Streifen (etwa 10 × 1 cm)

88 *Materialien, ihre Anwendung und Pflege*

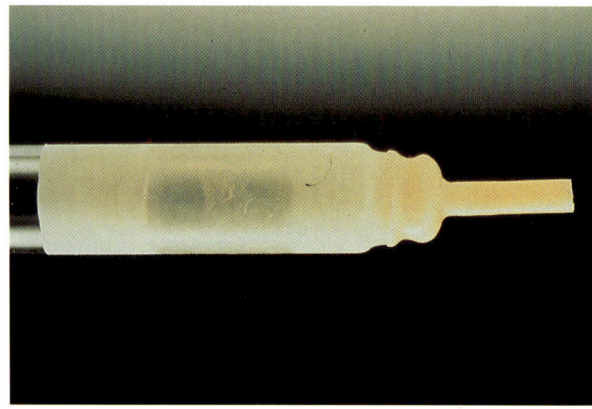

ABB. 37:
Selbsthaftendes
Kondomurinal.

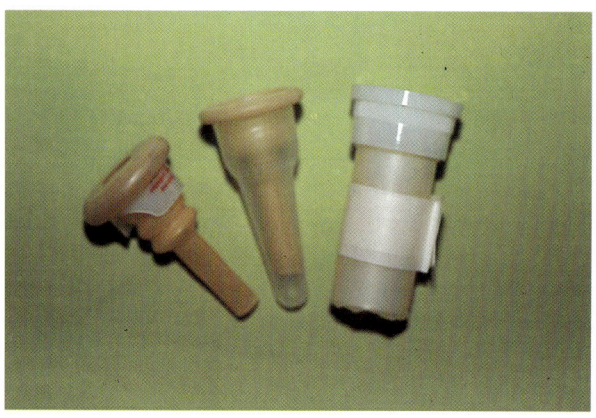

ABB. 38: Kondomurinale mit Anbringungshilfen.

um die Peniswurzel gelegt. Das Haftmaterial besteht aus hautfreundlicher Substanz, von der Stomaversorgung her als Hautschutzmaterial bekannt. Durch den Haftstreifen wird das Kondomurinal gehalten.
Beim Anbringen des Streifens muß darauf geachtet werden, daß keine Abschnürungen erfolgen, z. B. durch zirkuläres Kleben des Haftstreifens (nicht überlappend). Der Streifen muß ohne Zug um den Penis sitzen, darf allerdings auch keine Lücken aufweisen, da es sonst zum Harndurchtritt kommt (Undichtigkeit). Manche Hersteller empfehlen deshalb wegen der Gefahr der Abschnürung, den Streifen nicht zirkulär, sondern spiralförmig anzubringen.

Selbsthaftende Kondomurinale
Sie sind an ihrer Innenseite mit einem hautfreundlichen, haftenden Material beschichtet. Dieser wesentliche Fortschritt erleichtert die An-

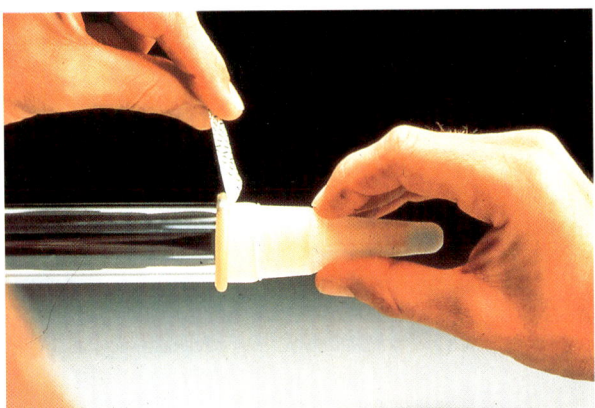

ABB. 39:
Kondomurinal
mit Abrollstreifen.

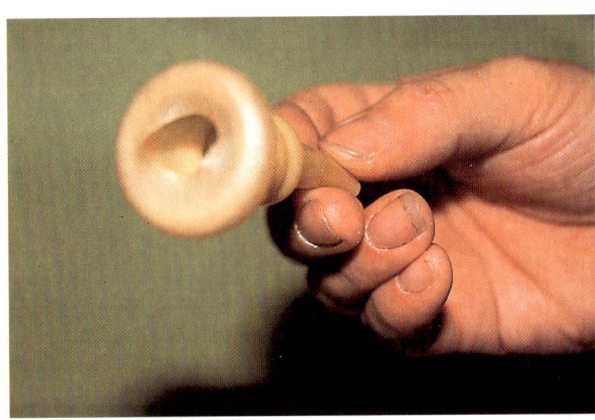

ABB. 40:
Anti-Reflux-Kondom.

bringung des Kondomurinals. Zudem ist die Haltbarkeit besser, da das Haftmaterial sehr gleichmäßig aufgetragen ist. Das Kondom wird über den Penis gestülpt und durch Festdrücken fixiert. Die klebende Fläche ist je nach Hersteller unterschiedlich lang.

Eigenschaften, die gute Kondomversorgungen
aufweisen sollten:

Sie sollten *hautfreundlich* sein, da in der Regel das Kondomurinal täglich gewechselt werden muß (Verhinderung des mechanischen Reizes). Sie sollten gut *haften* (mindestens 24 Stunden). Das angelegte Kondom sollte also absolut *dicht und zuverlässig* sein. Die Handhabung muß *einfach* sein. Manche Kondome verfügen über Anbringhilfen. Dabei handelt es sich um Plastikhülsen, die das Halten des Kondoms beim Anlegen erleichtern. Ein Kondom verfügt über einen Abrollstreifen.

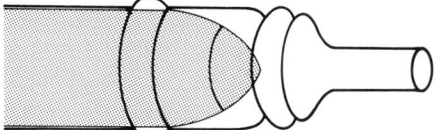

ABB. 41: Anti-Reflux-Kondom.

Das Kondom wird aufgesetzt und mittels des Abrollstreifens aufgerollt. Die Spitze des Kondoms muß *verstärkt* sein. Dies gewährleistet, daß es vorne nicht abknickt. Wenn die Spitze nicht verstärkt ist, oder der Ableitungsschlauch verdreht ist, kommt es zu Abknickungen. Dies führt zum Rückstau von Harn und somit zu Undichtigkeiten, da der Harn sich entlang des Kondoms einen Weg sucht. Das Material muß also so beschaffen sein, daß es *knicksicher* verstärkt ist. Dieser Anforderung entsprechen nicht alle Kondome. Weiterhin soll das Material *elastisch* genug sein und auch bei Veränderungen der Penisgröße soviel Spielraum aufweisen, daß es zu keinen Abschnürungen kommt. Bei der Auswahl des Materials und der Größe (auch bei älteren Männern) sind mögliche Erektionen mit einzukalkulieren. Eine Erektion mit einem zu eng angelegten Kondomurinal ist für den Betroffenen sehr schmerzhaft.

Das Kondom eines Herstellers weist noch eine Besonderheit auf: Es besitzt einen *Anti-Reflux-Schutz*. Eine hauchdünne Folie, an der Spitze des Kondoms eingebracht, schützt den Penis vor zurücklaufendem Harn. Das angelegte Kondom muß unter der Kleidung völlig *unauffällig* getragen werden können. Das Kondom sollte zudem an seiner Außenseite eine *Silikon- oder Puderbeschichtung* haben, damit es nicht an der Unterwäsche festklebt.

Größen und Verpackungseinheiten

Die gängigen Größen der Kondome liegen zwischen 25 und 35 mm. Je nach Hersteller sind dies meist 3 Größen (25, 30, 35 mm) oder 4 Größen (22, 26, 30, 34 mm). Diese Größen reichen aus zur Versorgung jeglicher Penisgrößen. Die Verpackungseinheiten entsprechen meist einer Monatsversorgung (30 Kondome). Angeboten werden sogenannte Erstversorgungssets, die sämtliche Artikel zur Erstausstattung enthalten (Kondome, Ableitungsschläuche, Beinbeutel und -gürtel).

Pflege- und Anwendungshinweise

Die Anwendung der Kondome muß erlernt werden, denn das beste Kondom bereitet Probleme bei falscher Anwendungstechnik und mangelnder Kenntnis.

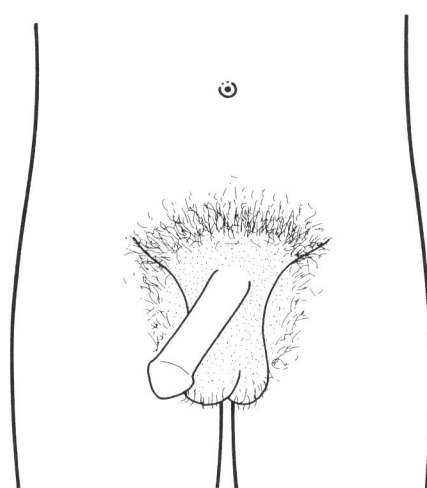

ABB. 42: Rasur zur Kondomanbringung.

Reinigung mit Wasser und hautschonender Seife

Hier gelten die Kriterien einer hautschonenden Reinigung wie pH-neutrale Seife, keine Parfüm- oder Desinfektionszusätze. Beim Reinigen des Penis ist darauf zu achten, daß auch unter der Vorhaut gründlich gesäubert wird. Nach dem Waschen muß die Haut gut getrocknet werden, da das Kondom sonst nicht hält.

Rasur

Die Rasur des Penis bis über die Peniswurzel hinaus muß mindestens 2mal wöchentlich erfolgen. Wenn sich der Patient hinsetzt, kommt das obere Ende des Kondoms sonst mit den Haaren oberhalb des Penis in Kontakt. Da dort aber sehr häufig der Klebstoff angebracht ist, könnte das Kondom mit den Schamhaaren verkleben. Das Entfernen des Kondoms bereitet, wenn nicht gründlich rasiert ist, nicht nur Schmerzen, sondern es können Hautirritationen entstehen. Beim Entfernen des Kondoms werden Haare ausgerissen. Dadurch entstehen kleinste Verletzungen, die Eintrittspforten für Bakterien sind. Es kommt zur Follikulitis (siehe Bild). Die Rasur erfolgt am besten mittels Elektrorasierer, evtl. werden lange Haare mit der Schere zuvor gekürzt. Aber auch Naßrasierer können verwendet werden. Zu warnen ist vor dem Gebrauch von Enthaarungscremes. Sehr häufig treten dadurch Allergien und Hautreaktionen auf. Nur bei intakter Haut kann die Kondomversorgung angelegt werden. Kann eine Rasur aus individuellen Gründen nicht erfolgen, so wird das Verkleben der Haare mit dem Kondom beim Anbringen vermieden, indem man sich Papier (etwa 10 × 10 cm) zu-

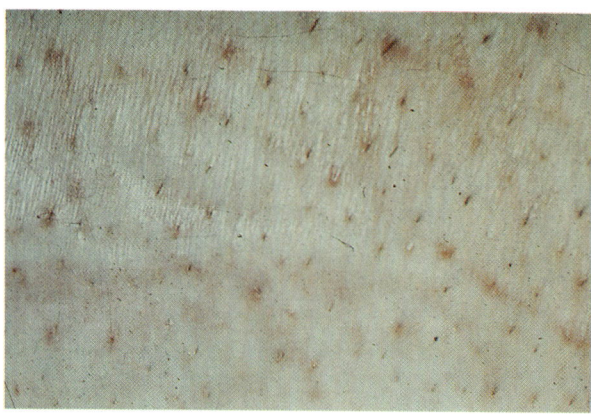
ABB. 43: Follikulitis.

rechtschneidet. In die Mitte schneidet man ein Loch (so groß wie der Penisdurchmesser) und stülpt dieses über den Penis. Nach dem Anbringen des Kondoms wird das Papier wieder entfernt (am besten durch Zerreißen).

Verhinderung mechanischer Reizungen

Das Entfernen des Kondoms geschieht durch langsames Abrollen. Verhindern Sie zu starken Zug an der Haut. Durch unsachgemäßes Entfernen oder zu häufiges Wechseln können schmerzhafte Hautreizungen entstehen. Reste des Hautklebers beläßt man am besten auf der Haut. Beim Versuch, diese Reste zu entfernen, entsteht ebenfalls ein mechanischer Reiz. Die Hautkleberreste lösen sich beim nächsten Wechsel.

Tragedauer

Kondome sind Einmalartikel und werden täglich gewechselt. Dies wird allein schon erforderlich durch die Notwendigkeit einer täglichen Reinigung des Penis. Lediglich ein Hersteller propagiert eine zweitägige Tragedauer, welche durch das Vorhandensein des Anti-Reflux-Schutzes auch gerechtfertigt ist. Ein anderer Hersteller bietet ein Kondom mit abnehmbarer Spitze an. Die Tragezeit bei Personen, die intermittierend katheterisieren (3—4mal täglich), kann dadurch trotzdem 24 Stunden betragen.

Anbringen des Kondoms

Das Kondom wird so angebracht, daß zwischen der Harnröhrenmündung und dem Ablaufstutzen des Kondoms 1 bis 2 cm Platz bleiben. Die Erfahrung zeigt, daß dies der häufigste Anwendungsfehler ist. Die Probleme, die entstehen können, wenn dies nicht beachtet wird, sind fol-

Inkontinenzversorgungsmaterialien 93

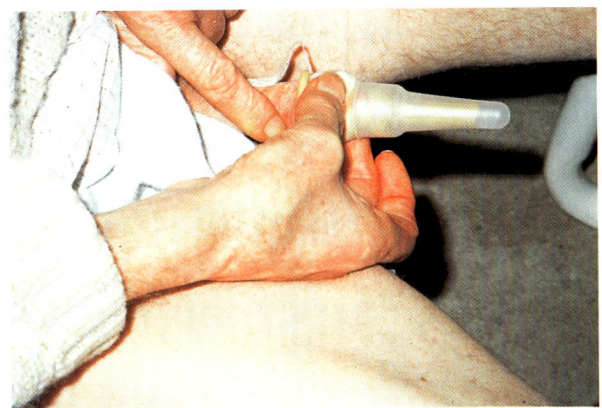

ABB. 44:
Ansetzen . . .

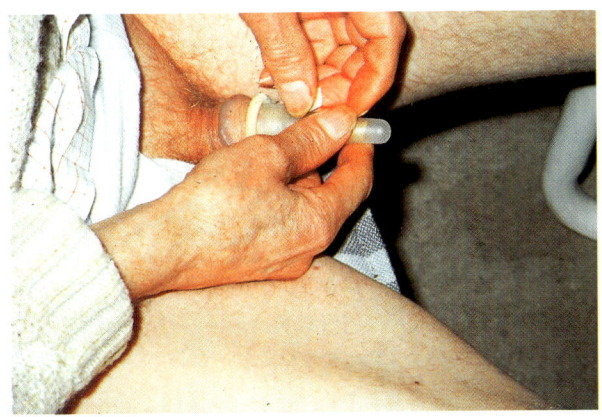

ABB. 45:
. . . Abrollen . . .

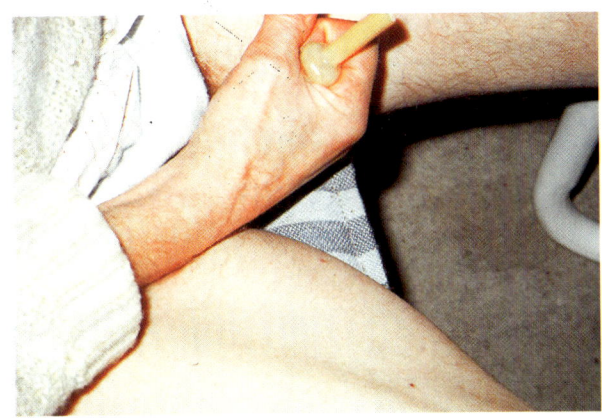

ABB. 46:
. . . Festdrücken.

94 *Materialien, ihre Anwendung und Pflege*

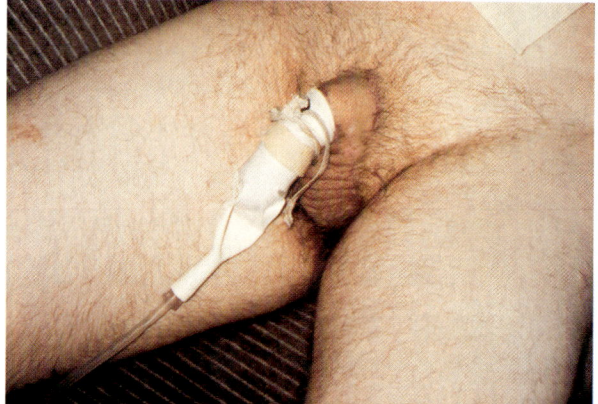

ABB. 47

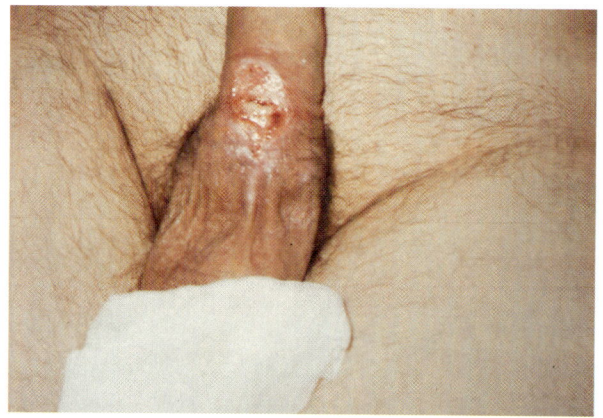

ABB. 48

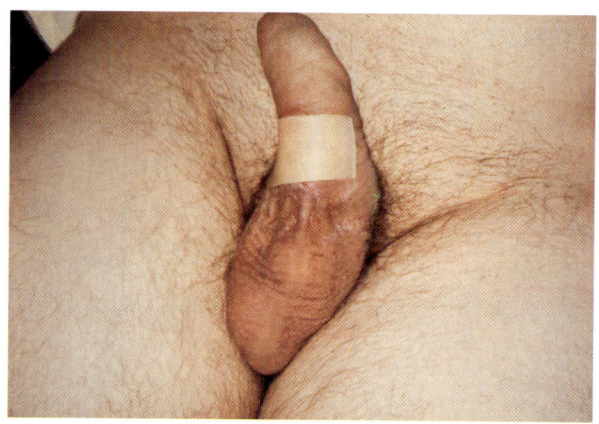

ABB. 49

Inkontinenzversorgungsmaterialien 95

ABB. 50

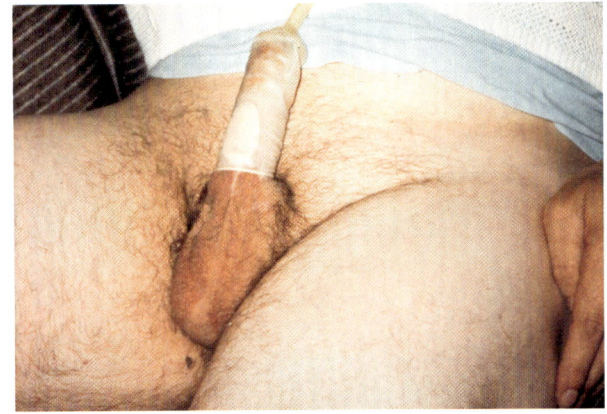

ABB. 47 bis 50:
Kondomversorgung
bei einer tiefen Haut-
schädigung durch
ein ungeeignetes
Kondomurinal.

gende: Wenn sich Harn schwallartig entleert, kann diese große Menge nicht so schnell von dem relativ dünnen Ablaufschlauch aufgenommen werden. Der Hohlraum gewährleistet, daß der Harn besser ablaufen kann. Es kommt zu keinem Rückstau und damit zu keinen Undichtigkeiten. Reizungen der Glans penis werden ausgeschlossen, da das Material nicht am Penis scheuert. Zudem könnte das Kondom auf der Harnröhrenöffnung liegen, was den ungehinderten Harnfluß ebenfalls beeinträchtigt. Ein weiteres, dadurch verursachtes Problem: Wenn Harnmengen schwallartig ausgeschieden werden und nach unten (Gefälle) in den Beinbeutel ablaufen, kann es zu einem Unterdruck im Kondom kommen. Sitzt der Ablaufstutzen des Kondoms direkt an der Glans penis, wird durch diesen Unterdruck die Glans in den Ablaufstutzen hineingezogen. Es kann zu Verletzungen kommen.

Das Kondom muß außerdem so weit wie möglich abgerollt werden. Die verbleibende Restwulst darf wegen der Gefahr der Abschnürung nicht zu dick sein. Außerdem rollt sich das Kondom bei Belassen der Wulst von hinten wieder auf und hält somit schlechter. Auf keinen Fall sollte die Wulst mit der Schere abgeschnitten werden (Verletzungsgefahr). Wenn das Kondom zu lang ist, muß evtl. auf das Produkt eines anderen Herstellers zurückgegriffen werden.

Häufige Probleme der Kondomversorgungen

Hautkomplikationen sind sehr häufig. Verursacht durch unsachgemäße Anwendung, durch mangelhafte Pflege oder Reinigung oder einen nicht verträglichen Klebstoff sind die Hautkomplikationen durch das Beseitigen der Ursache leicht zu beheben. Die Abbildungen 47 bis 50 zeigen eine ungeeignete Kondomversorgung, deren Hautschädigung

96 *Materialien, ihre Anwendung und Pflege*

und die Beseitigung. Sehr gute Erfahrungen habe ich mit sogenannten Hautschutzmaterialien aus der Stomapflege gemacht. Hautschutzplatten bestehen aus abheilenden Grundstoffen und können deshalb direkt auf offene Hautläsionen aufgebracht werden. Das Bildbeispiel zeigt die Versorgung mit der Comfeel-Ulcus-Hautschutzplatte. Sie bringt das Ulcus zum Abheilen und stellt gleichzeitig für diese Zeit einen Schutz der Wunde vor dem Haft- und Plastikmaterial des Kondoms dar. Es wird einfach ein entsprechendes Stück Hautschutzplatte abgeschnitten und aufgelegt. Der Betroffene kann bis zur Abheilung die Kondomversorgung weitertragen und ist somit nicht auf Windeln angewiesen.

Bei leichten Rötungen der Haut (mechanischer Reiz) empfiehlt sich die Verwendung eines Hautschutzfilms (z. B. Incare-Pflegetücher, Dermagard). Dieser Hautschutzfilm wird auf die gerötete Haut aufgetragen. Er muß gut abtrocknen (15 bis 30 Sekunden) und bildet eine Schutzschicht (Barrierefunktion) zwischen Haut und Haftmaterial. Das Kondom läßt sich leichter ablösen, da der Hautschutzfilm von der Haut gelöst wird und nicht das Haftmaterial. Es bleiben keine Rückstände auf der Haut. Bei offenen Hautläsionen sollten diese Hautschutzfilme allerdings nicht verwendet werden. Da man bei der Kondomversorgung auf die Haftfähigkeit des Kondoms angewiesen ist, dürfen keine Salben oder Cremes verwendet werden. Gewarnt werden muß auch vor der Anwendung cortisonhaltiger Präparate. Die Haut heilt unter deren Behandlung sehr schnell ab, was zu einem Mißbrauch dieser Präparate führen kann. Bei längerer Anwendung von Cortison auf der Haut kommt es zu einem »Hautschwund«. Die Haut wird dünn und rissig wie Pergamentpapier. Diese Schäden sind irreparabel.

Grundsätzlich können Allergien auf jedes angewandte Material auftreten, sogar auf Plastik oder Folie. Bei einer bekannten Hautempfindlich-

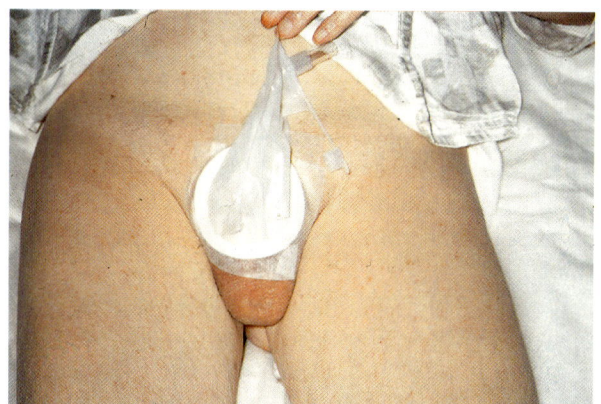

ABB. 51:
Urinableitungssystem
für den retrahierten
Penis.

keit empfiehlt es sich, vor der Kondomanwendung den Klebstoff zu testen. Am besten durch Auftragen oder Aufkleben auf besonders empfindliche Hautpartien (Innenseite Oberschenkel oder Oberarm). Eine Allergie kann nur durch Beseitigung des allergieauslösenden Stoffes behoben werden.

Kristallbildung

Ungünstige Veränderungen der Harnzusammensetzung können eine Kristallbildung zur Folge haben. Diese Kristalle werden über den Harn ausgeschieden. Ein erstes Zeichen sind Schmerzen an der Glans penis, verursacht dadurch, daß die Kristalle beim Berühren (wie kleinste Glassplitter) in die Haut eingetrieben werden. Am Material entstehen durch diese Kristalle Defekte und Brüche. Die Behandlung muß ursächlich durch eine medikamentöse Therapie erfolgen.

Urinableitungssysteme für den retrahierten Penis

Kondomversorgungen können bei Männern mit kleinem, retrahiertem Penis nicht angebracht werden. Oftmals bleibt hier nur die Versorgungsmöglichkeit mit Vorlagen. Eine Neuerung ist das Urinableitungssystem für den retrahierten Penis. Der Auffangbeutel wird direkt um den Penis mittels einer haftenden Hautschutzplatte angebracht. Problematisch dabei ist die Hautpflege, da sich sehr leicht (durch schlechte Abflußmöglichkeiten des Harns) in dem Beutel eine feuchte, nasse Kammer bildet (s. Abb. 51).

Urinalversorgungen

Bei den Urinalversorgungen handelt es sich um Auffangsysteme hauptsächlich für Männer, aber auch für Frauen. Da diese Systeme nicht klebend oder haftend sind, müssen sie mit Haltegurten, Trageriemen oder speziellen Befestigungshosen ausgestattet sein. Damit wird die Befestigung am Körper erreicht. Diese Befestigung ist jedoch häufig sehr mangelhaft. Eine zuverlässige Abdichtung kann meist nur im Stehen erreicht werden. Der Harn fließt im Liegen nicht ins Urinal ab. Trotzdem können sehr viele Betroffene mit diesen Urinalen zufriedenstellend versorgt werden. Das Urinal wird dann meist mit einer Windelversorgung für die Nacht kombiniert. Ein nichtklebendes Urinal läßt sich zudem leichter und schneller (z. B. nur für einen kurzen Spaziergang) als eine klebende Versorgung anlegen. Zudem gibt es Indikationen, wie z. B. Klebeunverträglichkeit, die keine andere Möglichkeit zulassen.

Pflegehinweise: Die Materialreinigung sollte nach jedem Tragen unter Verwendung von speziellen Reinigungsmitteln erfolgen. Die Urinale sollten bei täglicher Anwendung vierteljährlich, bei seltenerer Anwen-

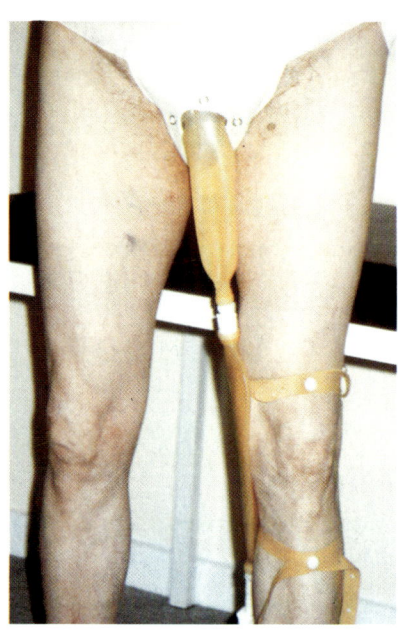

ABB. 52: Angelegtes Urinal.

ABB. 53 und 54: Verschiedene Urinale.

dung halbjährlich erneuert werden. Das Material wird mit der Zeit spröde und brüchig. Zudem nimmt dieses Material sehr schnell den Eigengeruch des Harns an und kann dadurch eine echte Geruchsbelästigung (bei mangelnder Materialpflege) darstellen.

Urinbeutelsysteme

Zum Auffangen des Harns benötigt man Bein- oder Nachtbeutel, die an das Kondom angeschlossen werden. Solche Beutelversorgungen werden auch zur Versorgung der instrumentellen Harnableitungen verwendet. Die Beinbeutelversorgungen kommen bei nicht bettlägerigen Patienten zur Dauerversorgung zur Anwendung.

Beinbeutel

Die Rückseite des Beinbeutels sollte, wenn er direkt auf der Haut getragen wird, mit einem Vlies ausgestattet sein. Bei Beinbeuteln, die durch eine Beinbeuteltasche oder durch eine Stoffbefestigung getragen werden, entfällt diese Anforderung. Der Auffangbeutel muß immer unter Blasenniveau getragen werden. Da dies aber bei bestimmten Gelegenheiten oft sehr umständlich ist (z. B., wenn sich der Betroffene mittags für eine halbe Stunde zur Ruhe legt), muß der Beinbeutel mit einer Rückflußsperre ausgestattet sein. Dadurch wird gewährleistet, daß

Inkontinenzversorgungsmaterialien 99

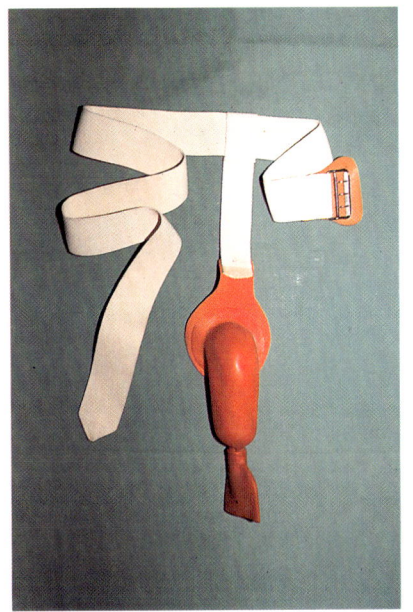
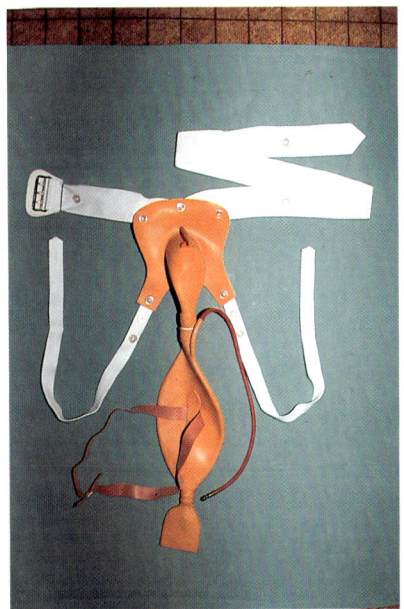

auch in dieser Zeit kein Urin zurückfließt. Der Ableitungsschlauch des Beutels darf nicht zu weich sein, da sonst sehr häufig Abknickungen entstehen. Auch sollte er individuell gekürzt (der Größe des Betroffenen angepaßt) werden können. Manche Hersteller bieten auch verschiedene Schlauchlängen an, die dann individuell verordnet werden können. Dies erspart dem Betroffenen das wiederholte Kürzen des Schlauches. Die Schlauchlänge muß so gewählt werden, daß keine Schlaufen entstehen. Es darf allerdings auch kein Zug entstehen. Eingeplant werden muß hier ein eventuelles Herunterrutschen des Beinbeutels. An den Beinbeutel muß zudem nachts am unteren Ablaßhahn ein Nachtbeutel problemlos angeschlossen werden können. Paßt der Anschluß nicht,

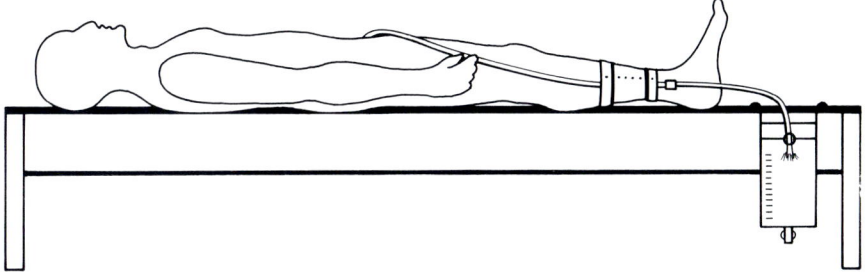

ABB. 55: *Der Bettbeutel wird an den Beinbeutel angeschlossen.*

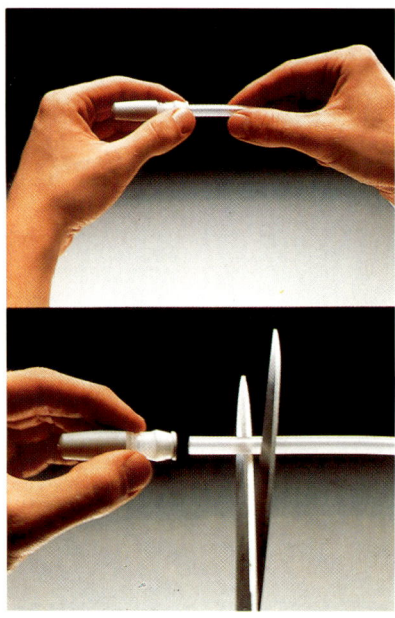

ABB. 56: Kürzen des Beinbeutelschlauches auf die entsprechende Länge.

sollten zumindest die passenden Adapter zur Verfügung stehen. Das Material des Beinbeutels muß knisterarm sein, damit es gegenüber dritten Personen möglichst unauffällig getragen werden kann. Der Beutel darf sich bei der Füllung nicht ballonartig füllen, da er sonst zu sehr aufträgt. Deshalb haben verschiedene Hersteller Kammern in den Beutel eingebracht. Zudem verhindert dieses Kammersystem glucksende Geräusche bei der Bewegung des Trägers.

Abbildung 57 zeigt einen Beutel, der sich durch das Mehrkammersystem gleichmäßig und vor allem flach füllt.

Der Beutel muß also auch bei Füllung geräuschlos getragen werden können. Sein Fassungsvermögen sollte so groß gewählt werden, daß etwa 3—4mal pro Tag entleert werden kann. Beinbeutel sind in verschiedenen Größen erhältlich.

Der Bodenauslaß des Beinbeutels muß einfach zu handhaben sein. Er darf sich aber nicht zu leicht öffnen. Dies ist ein sehr wichtiges Kriterium, das viele Hersteller vernachlässigen. Der Auslaß läßt sich oft nicht mit einer Hand bedienen (behinderte Menschen!). Da Männer den Bodenauslaß bei der Unterschenkelversorgung meistens in den Strümpfen verstauen, kann es bei manchen Beuteln durch das Herunterrutschen der Strümpfe zur selbsttätigen Öffnung des Bodenauslasses kommen.

Auch sollte für sehbehinderte Menschen klar ersichtlich sein, ob der Auslaß geöffnet oder verschlossen ist. Er muß groß und handlich sein.

Nachtbeutel
Sie werden zur Nachtversorgung oder zur Versorgung von bettlägerigen Patienten genommen. Sie müssen eine Haltevorrichtung aufweisen, die nicht nur für Krankenhausbetten geeignet ist, sondern sich auch problemlos an den häuslichen Betten befestigen lassen kann (natürlich unter Blasenniveau). Es gibt Haltevorrichtungen, die zusätzlich angebracht werden. Nachtbeutel werden verwendet, weil sie ein größeres Füllungsvolumen (1500 oder 2000 ml) aufweisen. Dadurch wird der Betroffene nicht gezwungen, den Beutel nachts mehrmalig zu entleeren. Das Anschließen an den Beinbeutel erscheint mir praktischer als das Wechseln der Versorgung von Beinbeutel zu Nachtbeutel. Hier muß der Betroffene entscheiden, was ihm günstiger erscheint. Dies gilt jedoch nur für die Verwendung bei der Kondomversorgung. Bei der Katheterversorgung sollte auf keinen Fall täglich von Nacht- zu Beinbeutel gewechselt werden (Infektionsgefahr). Sollte ein Patient wegen geringer nächtlicher Harnmengen keinen Nachtbeutel verwenden, so muß darauf aufmerksam gemacht werden, daß der Beinbeutel außerhalb des Bettes unter Blasenniveau befestigt wird. Er darf in dem Fall nicht einfach ins Bett gelegt werden. Die Nachtbeutel sollten ebenfalls eine Rücklaufsperre und einen Bodenauslaß haben.

Verweildauer
Beinbeutel und Nachtbeutel sollten zwischen 1 und 3 Tagen verwendet werden. Es gilt hier zu unterscheiden zwischen Kondomversorgungen und der Versorgung der instrumentellen Harnableitung. Bei letzterer

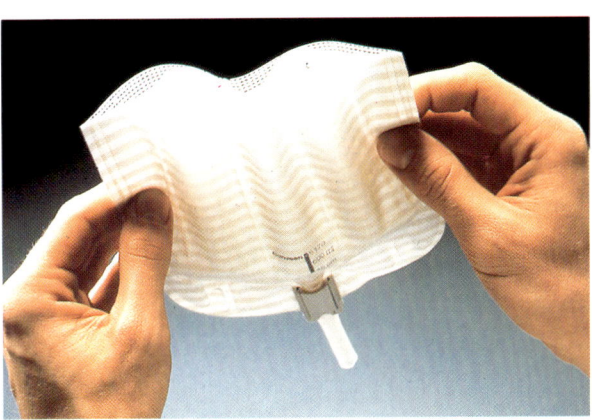

ABB. 57:
Mehrkammersystem.

ist die Erhaltung des geschlossenen Systems eine Grundvoraussetzung, d. h., daß der Beutel dann so lange belassen wird, wie die Verweildauer des jeweiligen Katheters ist. Bei Kondomversorgungen richtet sich die Verweildauer nach dem verwendeten Material und nach der Urinbeschaffenheit. Zudem ist ausschlaggebend, ob der Nachtbeutel an den Bodenauslaß angeschlossen wird, oder ob jedesmal umgesteckt wird. In dem Fall sollte der Beinbeutel nicht länger als 3 Tage verwendet werden. Bei bettlägerigen Patienten, die nur mit Nachtbeutel versorgt werden, sollte der Nachtbeutel zwischen 1 und 3 Tagen maximal verwendet werden.

Befestigungsvorrichtungen für Beinbeutel

Bei den Beinbeutelversorungen wird zwischen Ober- und Unterschenkelbefestigungen unterschieden. Die Oberschenkelversorgung wird am Oberschenkel getragen. Zur Befestigung des Urinbeutels sind spezielle Halterungen notwendig. Meist handelt es sich um Bauchgurte, an die eine Beinbeuteltasche aus Stoff angenäht ist. Der Vorteil dieser Systeme ist, daß das gesamte Gewicht des gefüllten Beutels auf den Haltegurt am Bauch verteilt ist. Es kommt zu keiner Abschnürung durch Befestigungsbänder.

Oberschenkelbefestigungen, aber auch manche Unterschenkelbefestigungen sind mit Klettverschlüssen ausgestattet. Diese sind sehr prak-

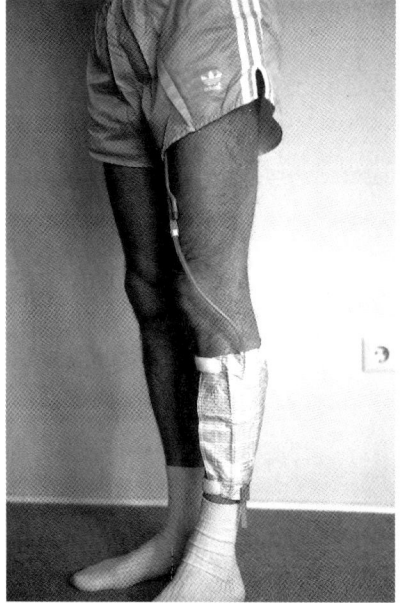

ABB. 58: Korrekt angelegte Unterschenkelversorgung.

ABB. 59 und 60: Oberschenkelbefestigungen.

tisch zu verschließen, bilden jedoch Probleme, wenn Feinstrumpfhosen getragen werden. Die Strümpfe zerreißen leicht. Hier können das Sanitätshaus oder Fachgeschäft Umarbeitungen vornehmen oder Knöpfe anbringen. Die Unterschenkelversorgung wird mittels spezieller Befestigungsvorrichtungen am Unterschenkel angebracht. Meist handelt es sich um Beinbeutelbänder, die mit einem Klettverschluß verschlossen werden. Um eine gute Befestigung des Beutels zu erreichen, ist meist sehr starker Zug notwendig. Dies kann besonders bei Patienten mit Durchblutungsstörungen in den Beinen Probleme bereiten. In gleicher Weise kann eine Beinbeutelversorgung aber auch am Oberschenkel angebracht werden. Bei der Auswahl der Beinbeutelbänder sollte darauf geachtet werden, daß sie breit sind. Abschnürungen kommen dann nicht so leicht zustande. Sie sollten auf der körpernahen Seite mit einem haftenden Material beschichtet sein (z. B. Silikonbeschichtung bei Silgrip). Dies verhindert, daß die Bänder rutschen. Außerdem müssen sie dann nicht so eng getragen werden und geben den gleichen Halt.

Wann werden Oberschenkelversorgungen,
wann Unterschenkelversorgungen gebraucht?

Das erste Kriterium ist das Gefälle. Bei Kondomversorgungen ist das Gefälle bei der Oberschenkelversorgung nicht ausreichend gegeben.

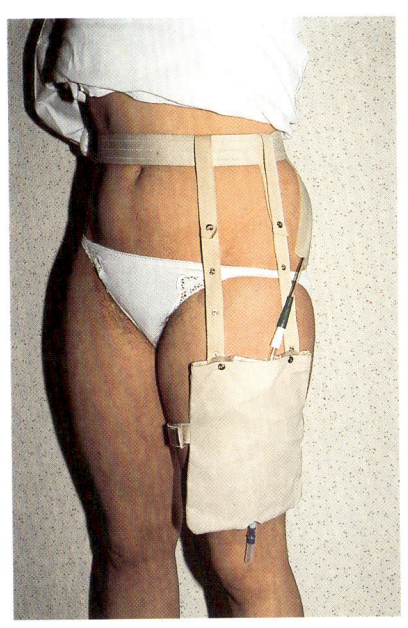
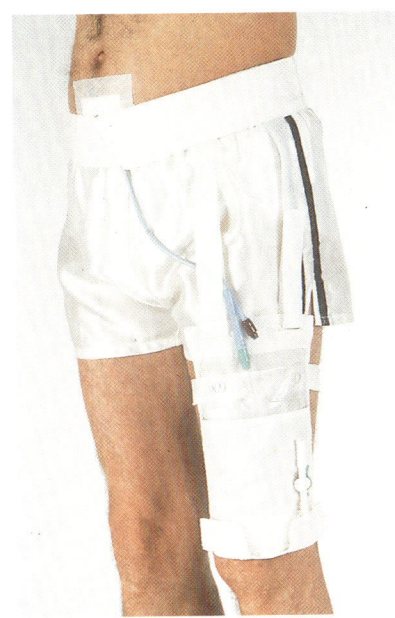

Der Harn läuft deshalb sehr schlecht ab. Es kommt zu Abknickungen der Schlauchvorrichtung. In dem Fall eignet sich die Unterschenkelversorgung besser. Bei Rollstuhlfahrern muß eine Unterschenkelversorgung angebracht werden, da sonst auch kein Gefälle vorhanden ist. Frauen, die gerne Röcke tragen, erhalten eine Oberschenkelversorgung. Es ist dabei darauf zu achten, daß ein Produkt gewählt wird, daß so kurz ist, daß es nicht unter dem Rocksaum beim Sitzen zu sehen ist. Männer werden wegen der schlechten Entleerungsmöglichkeiten der Oberschenkelversorgungen (Hosen) fast ausschließlich mit Unterschenkelversorgungen ausgestattet. Für den Sommer (Tragen von Bermudashorts oder Knickerbockerhosen) kann alternativ eine Oberschenkelversorgung gebraucht werden.

Entleerung des Beinbeutels

Damit die Entleerung einfach durchgeführt werden kann, ist in erster Linie die Kleidung wichtig. Die Entleerung des Beutels kann direkt in die Toilette erfolgen, indem der Betroffene bei der Unterschenkelversorgung das Bein auf den Toilettenrand stellt, bei der Oberschenkelversorgung vor der Toilette steht und somit Harn ablassen kann. Behinderte Menschen, besonders Rollstuhlfahrer, tun sich dabei sehr schwer. Sie können den Beutel mittels Hilfsmittel (Urinflasche oder Nachtbeutel)

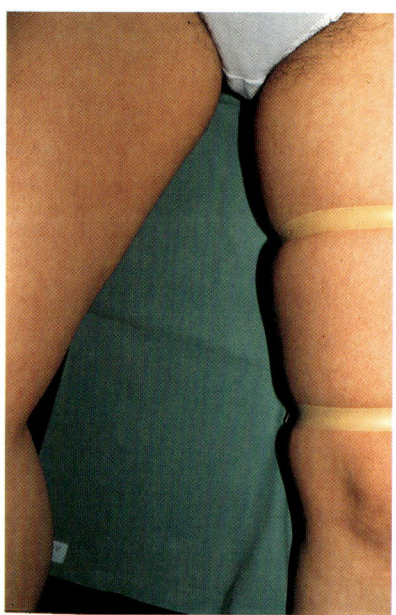

ABB. 61: Abschnürungen durch Latex-Beinbeutelbänder.

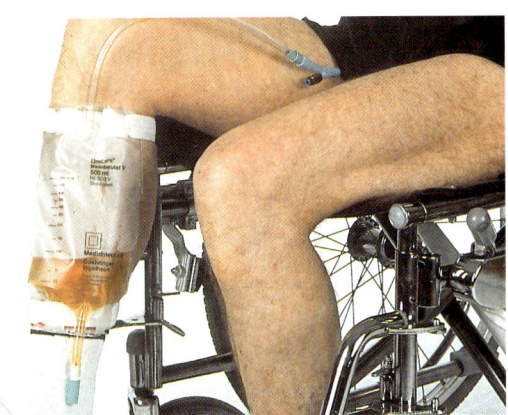

ABB. 62: Unterschenkelversorgung beim Rollstuhlfahrer.

entleeren. Der Nachtbeutel wird angeschlossen, danach erst der Verschluß geöffnet. Der Urin kann in den Nachtbeutel laufen. Dieser wird entleert und aufbewahrt.

Fixationshilfen für den Ableitungsschlauch

An einigen Beinbeutelhalterungen sind Führungsschlaufen für den Ableitungsschlauch des Beinbeutels angebracht. Dies verhindert, daß der Schlauch abknickt oder sich verdreht. Bei den Unterschenkelbefestigungen ist sehr häufig eine lange Wegstrecke zu überbrücken. Hier eignen sich speziell für diesen Zweck entwickelte Klettbänder (Trifix), die den Ableitungsschlauch am Körper sicher fixieren (Abbildung 63).

Ansatzstücke und Adapter

Der Anschluß der Beinbeutel an Kondome, transurethrale Katheter und an die suprapubische Harnableitung ist problemlos, weil alle Beinbeutel mit einem konusförmigen Ansatzstück ausgestattet sind. Ein Problem bilden meist die Nierenfisteln, die häufig mit einem Luer-Lock-Verschluß oder ohne Ansatzstück enden. Hier müssen spezielle zusätzliche Verbindungsstücke angebracht werden. Ebenfalls benötigt man zur Verbindung zwischen Beinbeutel und Nachtbeutel oft Ansatzstücke, die die Handhabung erschweren.

Zu empfehlen ist, wenn möglich, immer Kondome, Ableitungsschläuche, Beinbeutel und Beingürtel des gleichen Herstellers zu verwenden. Diese Systeme sind aufeinander abgestimmt und passen. Die Schlauchgrößen und Ansatzstücke bei Kombinationen verschiedener Hersteller untereinander passen oft unzuverlässig zueinander.

106 *Materialien, ihre Anwendung und Pflege*

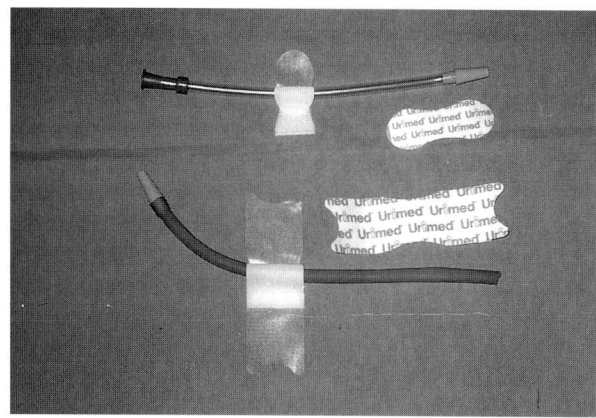

ABB. 63: *Fixation des Ableitungsschlauches.*

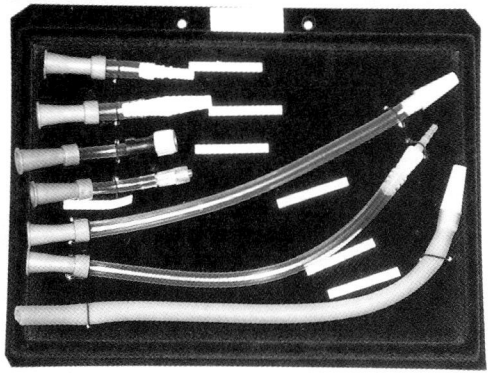

ABB. 64: *Auswahl verschiedener Adapter.*

Katheterstöpsel

Katheterstöpsel sollten zum Abstöpseln von instrumentellen Harnableitungen nicht verwendet werden (Infektionsgefahr). Sie können allerdings bei bestimmten Gelegenheiten gute Dienste tun. So zum Beispiel bei Kondomversorgungen. Rollstuhlfahrer sind häufig nur deshalb inkontinent, weil sie den Weg bis zum Erreichen der Toilette nicht schnell genug schaffen. Eine Versorgungsmöglichkeit wäre das Anlegen eines Kondoms mit Ableitungsschlauch, allerdings ohne Beinbeutel. Der Ableitungsschlauch wird mit einem Katheterstöpsel verschlossen, der durch eine mechanische Betätigung geöffnet werden kann. Der Rollstuhlfahrer fährt zur Toilette und läßt den Urin in die Toilette laufen, während er Wasser läßt. Wenn Katheterstöpsel verwendet werden, soll-

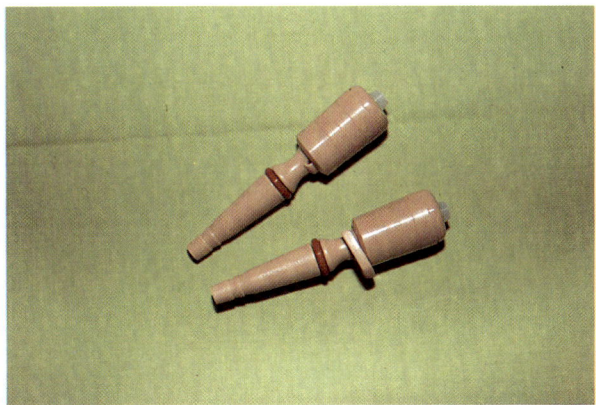

ABB. 65: Katheterventil, das mechanisch geöffnet und verschlossen werden kann.

ten diese zum einmaligen Gebrauch bestimmt sein. Das Aufbewahren in Desinfektionslösungen muß der Vergangenheit angehören.

Urinableitungssysteme für Frauen

Incogyn

Die Harnableitung mit externen Ableitungssystemen ist bei Frauen sehr schwierig und problematisch. Ein relativ neues Produkt ist das Incogyn. Bei richtiger Anwendung und Indikationsstellung bietet es den Frauen eine sichere Auffangmöglichkeit im Sitzen und Stehen. Allerdings funktioniert es im Liegen nicht, da der Urin nach oben fließen müßte. Zur Anwendung kommt das Incogyn also bei mobilen Frauen, die für bestimmte Gelegenheiten, z. B. Einkauf, Spaziergang usw. ein Ableitungssystem benötigen. Auch eignet es sich für die Versorgung von Rollstuhlfahrerinnen. Das Incogyn-System wird mit dem Zapfen in die Scheide eingeführt. Ein kleiner Trichter sorgt dafür, daß der Harn aufgefangen wird. Er läuft über den Ableitungsschlauch in einen Oberschenkelbeinbeutel. Die Fixierung des Systems wird lediglich über ein straffes, spezielles Höschen erreicht. Zur Pflege steht ein Aufbewahrungsgefäß mit einem Reinigungsmittel zur Verfügung.

Externer Urinableiter für Frauen

Dieses System bietet immobilen Frauen eine sichere Auffangmöglichkeit. Es wird durch haftendes Material an den Schamlippen befestigt.

Stuhlableitungssystem

Vom gleichen Hersteller gibt es ein Ableitungssystem für stuhlinkontinente, immobile Patienten. Der sogenannte Fäkalkollektor wird um

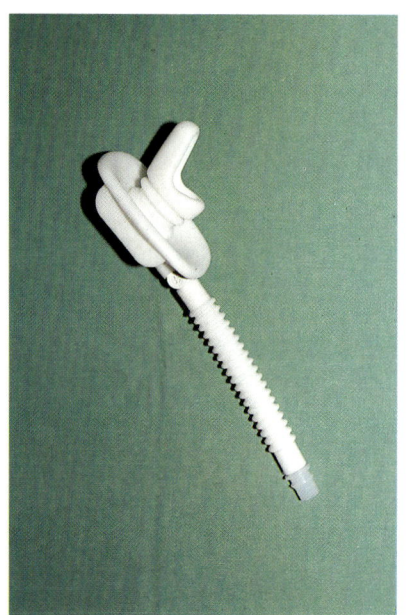
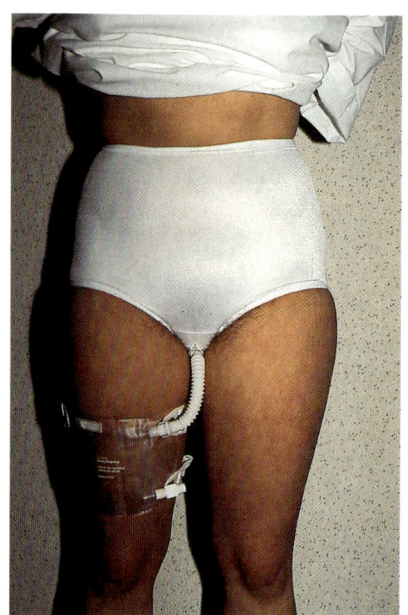

den Schließmuskel mittels eines haftenden Hautschutzmaterials aufgebracht und leitet den Stuhl in einen Auffangbeutel. Dies gelingt allerdings nur, wenn der Patient so immobil ist, daß fast keine Bewegungen mehr stattfinden, und wenn der Stuhl dünnflüssig bis breiig ist.

Penisklemme und Harnröhrenverschlußband

Der Einsatz dieser Hilfsmittel beschränkt sich auf die Kurzzeitversorgung. Durch Kompression von außen wird die Harnröhre verschlossen. Für kurze Zeit kann der Harnfluß unterbrochen werden (jedoch nicht länger als 15 bis 20 Minuten). Diese Methoden eigenen sich für das Schwimmen, wenn Kondomversorgungen nicht getragen werden können, bei medizinischer Bäderanwendung usw. Im übrigen gibt es keine Indikationsstellung mehr für die Verordnung solcher Hilfsmittel.

Durch falsche Anwendung kann es zu ernsthaften Verletzungen des Penis kommen (Dekubitus, Hautläsionen, Ödeme der Vorhaut usw.).

Inkontinenzbadehosen

Damit auch Inkontinente nicht aufs Baden in öffentlichen Bädern verzichten müssen und für therapeutische Bäderanwendungen, gibt es spezielle wasserundurchlässige Badehosen.

ABB. 66 und 67:
Incogyn-System.

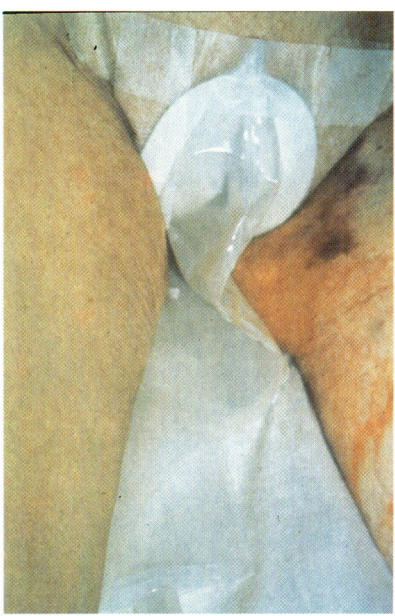

ABB. 68: Externer Urinableiter für Frauen.

8.3.3. Materialbeschaffung und Lagerhaltung

In Sanitätshäusern und Apotheken sind sämtliche Inkontinenzversorgungen erhältlich. Viele Sanitätshäuser bieten eine Belieferung frei Haus an. Diesen Service können alte und kranke Menschen in Anspruch nehmen. Es wird ihnen damit das Tragen der riesigen Windelversorgungspakete abgenommen. Das Anpassen der geeigneten Kondomversorgung sollte, wenn möglich, schon in der Klinik oder beim Urologen geschehen. Das Fachgeschäft mit darin geschultem Personal ist dem Betroffenen ebenfalls bei der Auswahl der richtigen Versorgung behilflich. Im häuslichen Bereich sollte die Lagerhaltung so gering wie möglich gehalten werden. Riesige Vorräte sind unnötig, da die Beschaffung sehr schnell geht (in der Regel einen Tag). Manche Versorgungsmaterialien können nicht unbegrenzt gelagert werden. Kondomversorgungen z. B. nicht länger als ein Jahr (wegen des Haftmaterials). Ebenso die mit Wirkstoffen versetzten Vorlagen. In der Klinik sind Großabnahmen, weil sie günstige Konditionen zulassen, üblich. Wobei auch hier darauf zu achten ist, daß nicht auf Kosten solcher verbilligten Großabnahmen die Individualität der Versorgung auf der Strecke bleibt. Eine Klinik sollte mit verschiedenen Kondomgrößen und Beinbeutelsystemen ausgestattet sein, um den Betroffenen auf zu Hause vorbereiten zu können. Diese Aufgabe übernimmt in vielen Kliniken

110 *Materialien, ihre Anwendung und Pflege*

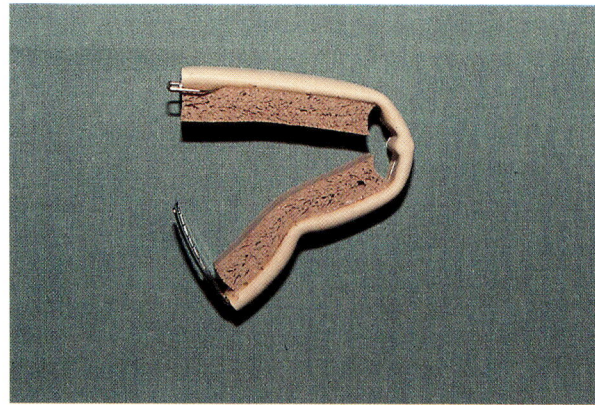

ABB. 69: *Penisklemme.*

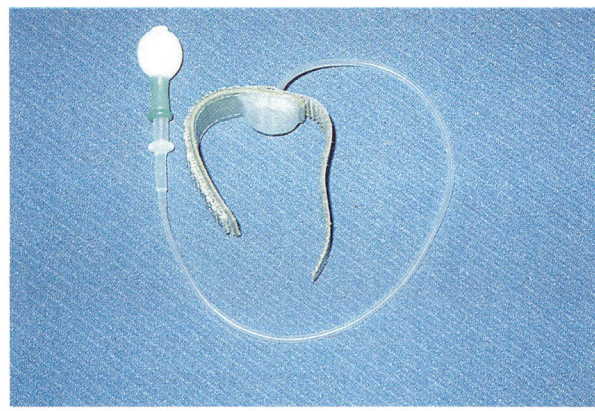

ABB. 70: *Harnröhren-verschlußband.*

der Bandagist des ortsansässigen Sanitätshauses. Er hat die größere Auswahl und meistens die besseren Materialkenntnisse.

8.4. Unterstützende Hilfsmittel

Neben den Inkontinenzversorgungsprodukten gibt es eine Anzahl von Hilfsmitteln, die bei der Inkontinenz zum Einsatz kommen können. Wir unterscheiden hier im wesentlichen:

— Hilfsmittel für die Harn- und Stuhlentleerung
— Hilfsmittel für die Pflege und Hygiene
— Gehhilfen, Aufstehhilfen, Halterungen
— angepaßte Kleidung

Unterstützende Hilfsmittel 111

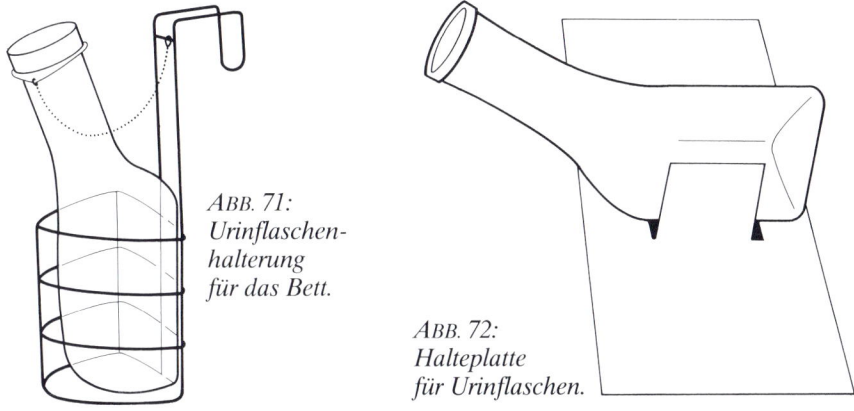

ABB. 71:
Urinflaschen-
halterung
für das Bett.

ABB. 72:
Halteplatte
für Urinflaschen.

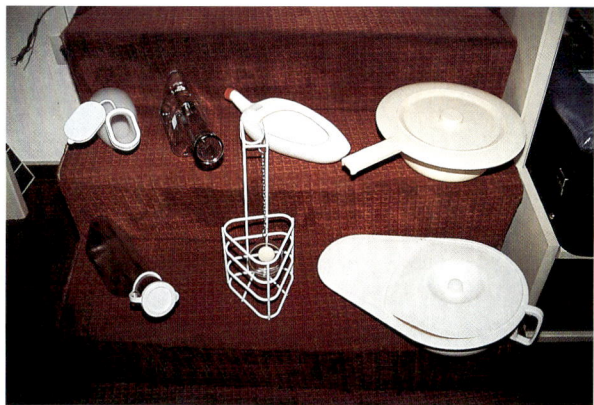

ABB. 73: Verschiedene
Steckbecken
und Hilfsmittel.

Hilfsmittel für die Harnentleerung

Hier reicht das Sortiment von Urinflaschen aus Plastik oder aus Glas, mit oder ohne Deckel, für Frauen oder Männer, bis hin zu Steckbecken und Nachtstühlen. Urinflaschen aus Glas sind zwar pflegeleicht und deshalb länger zu gebrauchen, aber für kranke Menschen häufig zu schwer und deshalb unbrauchbar. Ein Deckel zum Verschluß sollte daran enthalten sein, um die Flasche hygienisch verschließen zu können. Diese Deckel dichten meistens nicht richtig ab und schützen somit nicht vor dem Auslaufen des Harns. Am Bett sollte sich eine speziell dafür vorgesehene Halterung befinden. Der Nachtschrank ist nicht der richtige Platz, um die Flasche abzustellen. Beim bettlägerigen Patienten benutzt man zur Fixierung der Flasche zwischen den Beinen am besten Lagerungskissen oder spezielle Vorrichtungen (s. Abb. 72).

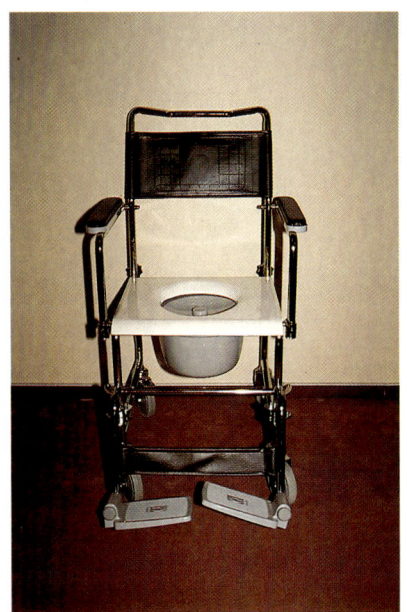 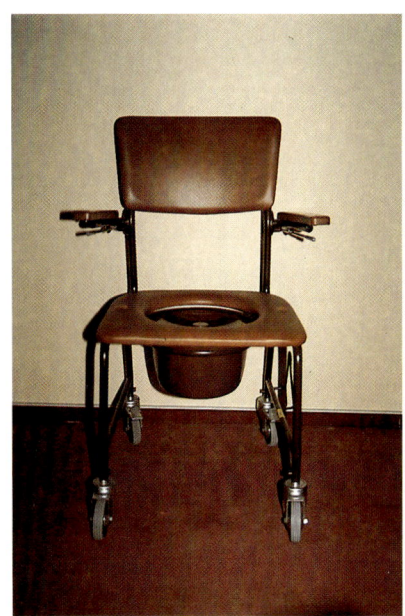

ABB. 74 und 75: Verschiedene Nachtstühle.

Das Steckbecken sollte aus pflegeleichtem Material (z. B. Chrom) bestehen. Plastiksteckbecken sind sehr schwer zu reinigen und verfärben sich mit der Zeit. Ein flaches Steckbecken läßt sich leichter unterschieben. Der Griff erleichtert das Herausziehen. Die Steckbecken für Frauen sind einfacher zu gebrauchen, weil sie den anatomischen Gegebenheiten besser angepaßt sind. Auch für Steckbecken gibt es geeignete Haltevorrichtungen, die am Nachtschrank oder unter dem Bett angebracht werden. Dies hat zudem den Vorteil, daß das Hilfsmittel immer griffbereit ist.

Toilettenstühle

Sie gibt es in verschiedenen Ausführungen. Leider entsprechen sehr wenige Toilettenstühle den behinderten- und inkontinenzgerechten Anforderungen. Kriterien zur Auswahl des geeigneten Toilettenstuhls:

— *stabil, feststehend, kippsicher*
— *gut zu habenhaben* (leicht zu bedienende Bremsen, leichtes Abdeckbrett, Topf muß zum Entleeren gut zu entnehmen sein usw.)
— *pflegeleicht, desinfizierbar* (möglichst kein Holz oder Leder)
— *leichtes Material*

Unterstützende Hilfsmittel 113

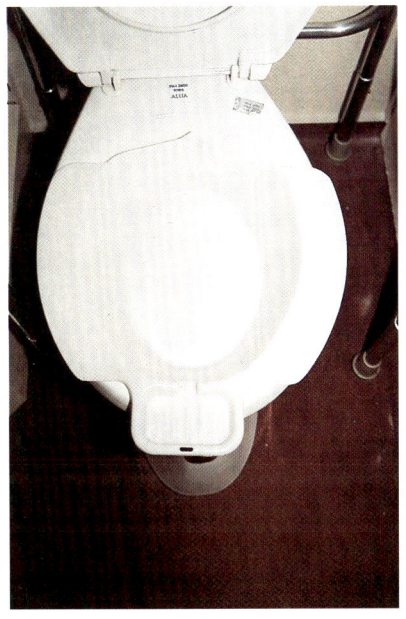 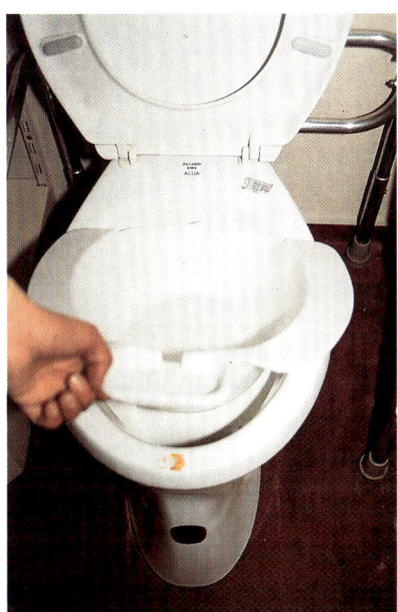

ABB. 76 und 77: Bideteinsätze.

— Topf muß durch Deckel *verschließbar* sein
— *Armlehnen hochklappbar,* (bessere Umlagerungsbedingungen)
— *höhenangepaßt* (ans Bett oder an den stehenden Patienten)
— *warmes Material* (Kälteschock von Metall)
Als Ergänzung kann an fast alle Faltrollstühle ein Nachtstuhleinsatz mit einem passenden Lochkissen angebracht werden.

Hilfsmittel für die Pflege und Hygiene

Eine gute Körperhygiene und Pflege sollte vom Betroffenen möglichst selbst ausgeführt werden können. Dazu stehen verschiedene Hilfsmittel zur Verfügung, deren Investition sich auch für den häuslichen Bereich lohnt. Einfache Hilfsmittel sind Bidets, die als Aufsatz für die Toilette erhältlich sind. Mit einem Meßbecher kann der Betroffene vom Waschbecken (das Vorhandensein von warmem Wasser ist allerdings Voraussetzung) Wasser ins Bidet einfüllen. Zur Entleerung wird das Bidet (siehe Abbildung) angehoben und entleert. Eine bessere Möglichkeit bietet die installierte Handbrause, wie sie meist auf Wöchnerinnenstationen zu finden ist. Nach der Stuhl- oder Harnentleerung wird die Genitalregion durch die Handbrause abgespült. Waschzusätze sind nicht erforderlich, die Reinigungsart ist sehr hautschonend. Die Temperatur des

114 *Materialien, ihre Anwendung und Pflege*

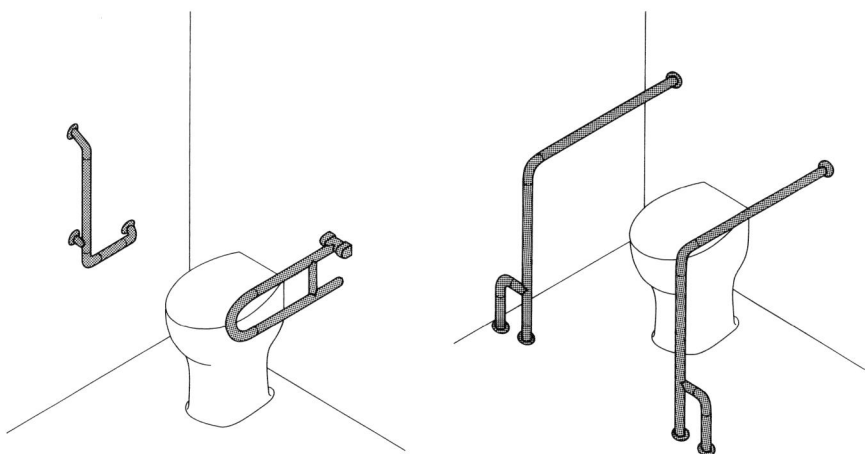

Wassers sollte mittels Mischbatterie einfach einzustellen und mit einer Sicherung ausgestattet sein, die verhindert, daß zu heißes Wasser ausfließt. Sollte in der Toilette (wie so oft) nur kaltes Wasser zur Verfügung stehen, kann durch die Installation eines Boilers (Warmwasserbereiter) eine kostengünstige Änderung vorgenommen werden. Toiletten mit automatischer Spül- und Trockenvorrichtung sind ideale Hilfsmittel zur guten Körperpflege. Die sanitären Anlagen (Waschmöglichkeiten) sollten ebenfalls behindertengerecht gestaltet sein. Sinnvoll ist es, das Waschbecken auf die Höhe der Toilette zu installieren. Dies ermöglicht dem Betroffenen das Händewaschen von der Toilette aus. Eine Vereinfachung der Bedienung des Wasserhahns ist zum Beispiel durch Bedienungshilfen erreichbar. Solche Regulierer können eventuell mit dem Arm oder Ellenbogen bedient werden. Eine teurere Investition ist eine eingebaute Lichtschranke. Kommt man mit den Händen in die Nähe des Auslaßhahns, setzt der Wasserfluß automatisch ein. Ebenso sollte beim inkontinenten Menschen, der sich mit Vorlagensystemen versorgt, in der Toilette eine Möglichkeit zur Entsorgung des Windelmaterials angebracht werden. Wichtig ist, daß dieses Behältnis geruchsfest verschlossen werden kann. Zur Aufbewahrung der sauberen Materialien können verschließbare und vor allem von der Toilette aus erreichbare Schränke eingebaut werden.

Sinnvoll wäre es, wenn sich die Pflege und Hygiene, die Versorgung mit frischen Materialien und die Entsorgung an einem Ort durchführen ließen. Dies, die diskrete Aufbewahrung und die geruchssichere Entsorgung, »verrät« den Betroffenen gegenüber Besuchern nicht. Daß all diese Maßnahmen auch wegen baulichen und finanziellen Gegebenhei-

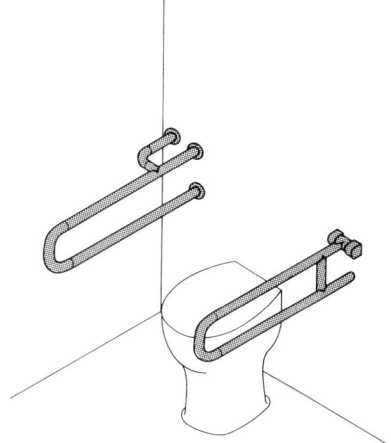

ABB. 78: Halterungen und Aufstehhilfen.

ten nicht immer durchgeführt werden können, ist selbstverständlich. Oft kann aber mit etwas Phantasie eine gute Lösung erzielt werden.

Gehhilfen, Aufstehhilfen, Halterungen

Halterungen und Aufstehhilfen sind im sanitären Bereich für Behinderte sinnvoll. Praktisch sind zudem Toilettensitzerhöhungen, die dem Betroffenen das leichtere Aufstehen ermöglichen.
Selbst in sehr kleinen Toilettenräumen gibt es Möglichkeiten, Halterungen anzubringen. Sanitätshäuser mit einer Reha-Abteilung bieten entsprechenden Beratungsservice an. Der Reha-Berater wird sich die Räumlichkeiten ansehen und Möglichkeiten vorschlagen. Er ist auch der Ansprechpartner bei der Auswahl der geeigneten Gehhilfe. Hier kann es sich um Gehstöcke oder auch um moderne Gehhilfen handeln. Die Gehhilfen müssen individuell nach den Bedürfnissen des Betroffenen und nach den baulichen Gegebenheiten ausgewählt werden. Durch verschiedene technische Umarbeitungen und Zusätze können hier sehr gute Lösungen gefunden werden.

Angepaßte Kleidung

Der Auswahl der inkontinenzgerechten Kleidung kommt eine enorm hohe Bedeutung zu. Man sagt nicht umsonst »Kleider machen Leute«. Jeder kennt doch dieses gute Gefühl in neuen und schönen Kleidern. Man fühlt sich rundum wohl. Richtige Kleidung vermittelt dem Inkontinenten Sicherheit. Ein Inkontinenter ist jedoch gezwungen, seine Kleidung im wesentlichen umzustellen und sollte nach bestimmten Krite-

116 *Materialien, ihre Anwendung und Pflege*

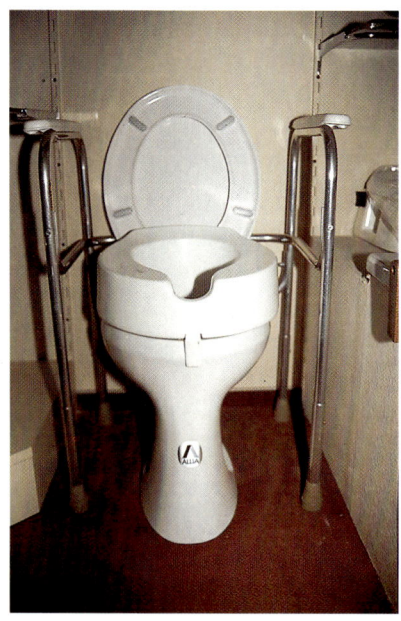

ABB. 79: Toilettensitzerhöhung.

ABB. 80: Gehhilfen.

ABB. 81: Gehwagen.

rien auswählen. Daß aber diese praktische, pflegeleichte »Inkontinenzkleidung« nicht entstellen muß, zeigt Abbildung 82.

Die Kleidung muß die Inkontinenzversorgung kaschieren

Beim »Windelträger« müssen die Bauch- und Hüftpartien weit geschnitten sein, damit die Windel nicht auffällt. Weite Röcke, Bundfaltenhosen und Kleider, die nicht eng anliegen, eignen sich dazu sehr gut. Ein Tip: Umstandsmoden sind meist sehr modisch gearbeitet und kaschieren auch diese Bereiche des Körpers. Der Stoff sollte nicht zu dünn sein, damit sich die Konturen der Vorlagen nicht abzeichnen. Hautfarbene Unterwäsche, die über den Inkontinenzvorlagen getragen wird, machen die Windeln unauffälliger, besonders bei durchschimmernden und hellen Stoffen. Lange Pullover oder Blusen, die über die Hose getragen werden, verstecken diese Regionen. Um den Beinbeutel und die Ableitung zu kaschieren, eignen sich sehr gut Hosen mit weiten Hosenbeinen, die zudem im Schritt weit gearbeitet sind. Wadenlange, weit geschnittene Röcke machen eine Beinbeutelversorgung unsichtbar. Dunkle Kleidung mit großen Mustern eignet sich am besten, da, falls Pannen passieren, die Flecken nicht so auffallen. Männer tragen deshalb am besten dunkle Hosen, darüber einen längeren Pulli oder ein Jacket.

Unterstützende Hilfsmittel 117

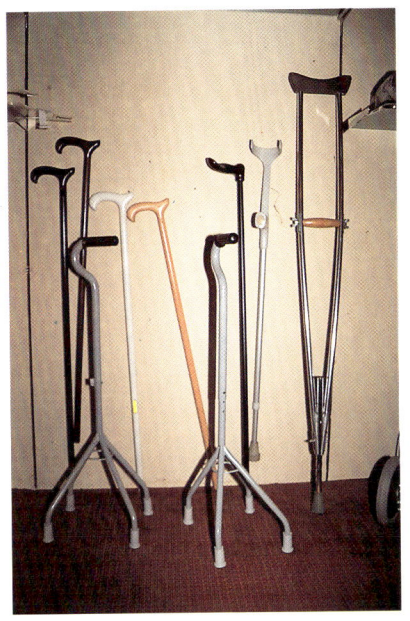
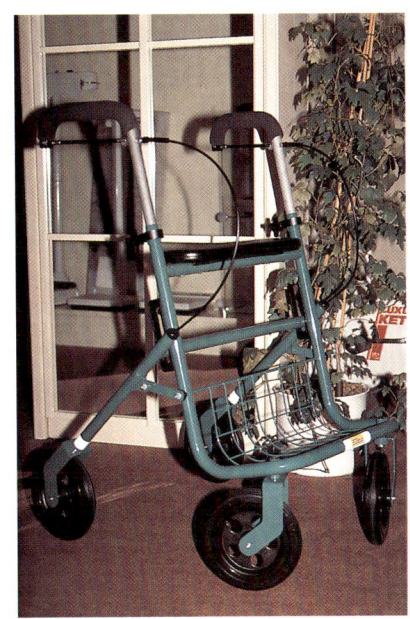

Die Kleidung muß dem Zweck angepaßt werden

Die Kleidung beim Toilettentraining muß eine gute Inkontinenzversorgung zulassen, aber auch den Toilettengang vereinfachen. Da es sich hier meist um ältere Menschen handelt, sollte auf die leichte Handhabung ausgesprochen viel Wert gelegt werden. An erster Stelle seien hier Reißverschlüsse genannt. Dieses kleine »Nippelchen« kann oft von alten Menschen, die an Sensibilitätsstörungen in den Fingern leiden, nicht gefaßt werden. Vorteilhaft wäre hier das Anbringen von großen Ringen oder Schlaufen. Vorteilhaft sind auch Klettverschlüsse, die sehr leicht zu öffnen und zu schließen sind. Durch eine Verlängerung des Reißverschlusses bei Hosen bis zum Schritt wird dem Betroffenen der einfache Vorlagenwechsel ermöglicht. Die Kleidung sollte beim Toilettengang schnell entfernt werden können, aber auch wieder leicht anzuziehen sein. Wie umständlich und unbequem sind z. B. Hosenträger nachher wieder anzulegen. Die Hosen gleiten beim Ausziehen auf den Boden und können, weil sich der alte Mensch schlecht bücken kann, nicht mehr gefaßt werden. Ein gutes Hilfsmittel kann zu diesem Zweck eine Greifzange sein (z. B. spezielle Ankleidungshilfen für Behinderte). Der Betroffene versucht, wenn das Ankleiden sehr umständlich für ihn ist, den Toilettengang natürlich hinauszuzögern (Inkontinenzförderer!). Praktischer als Gürtel oder Hosenträger sind deshalb Gummizüge

118 *Materialien, ihre Anwendung und Pflege*

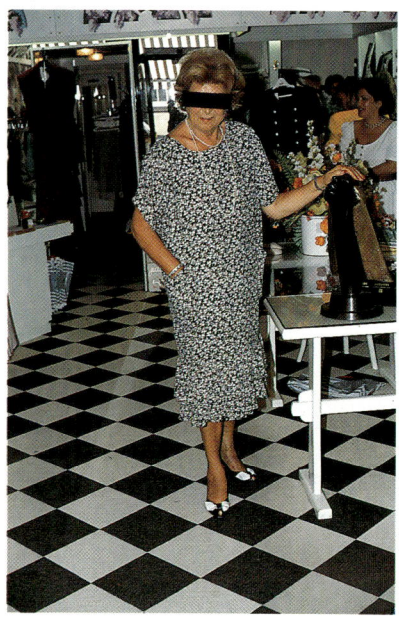

ABB. 82:
Geeignete Inkontinenzbekleidung.

ABB. 83 und 84: Kleidung, die das Tragen und Entleeren des Beinbeutels erleichtert.

an Hosen, aber auch an Röcken. Wenn der Betroffene eilig zur Toilette muß, schiebt er die Hose einfach nach unten. Die Hose hält dann durch den Gummizug am Oberschenkel und kann somit auch wieder leicht hochgezogen werden, ohne daß sich der Betroffene bis zum Boden bükken muß. Ein etwas längerer Pulli oder eine längere Bluse kaschiert diesen Gummizug.

Empfohlen werden häufig auch Wickelröcke, die einfach hinten auseinandergezogen werden können. Ich halte diese Wickelröcke in manchen Fällen jedoch für sehr unpraktisch: Man muß aufpassen, daß der Wickelrock hinten nicht in die Toilette hängt, der Betroffene muß zudem fähig sein, mit beiden Armen nach hinten zu fassen, um den Schlitz auseinanderzuziehen. Dies ist bei Menschen, die Gehhilfen benutzen und deshalb nicht frei stehen können, meist sehr schlecht möglich.

Die Kleidung muß sehr bequem sein. Gerade beim Rollstuhlfahrer sollte auf dieses Kriterium viel Wert gelegt werden. Der Betroffene sitzt den ganzen Tag in der gleichen Position. Falten und Nähte werden wegen der Sensibilitätsstörungen oft nicht verspürt und können deshalb zu Druckstellen führen. Kleidung, die nicht nachgibt oder zu eng ist, bereitet dem Rollstuhlfahrer unnötige Beschwerden. Weite bequeme Klei-

Unterstützende Hilfsmittel 119

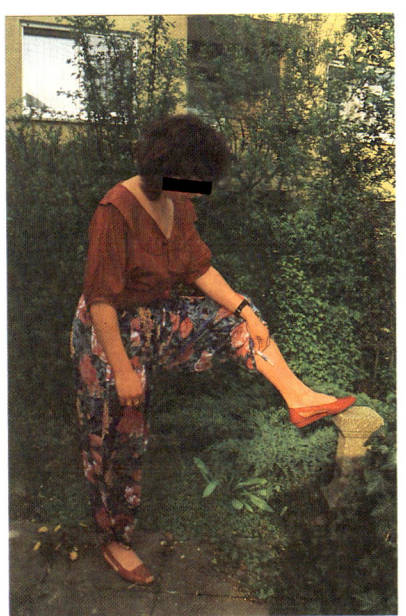
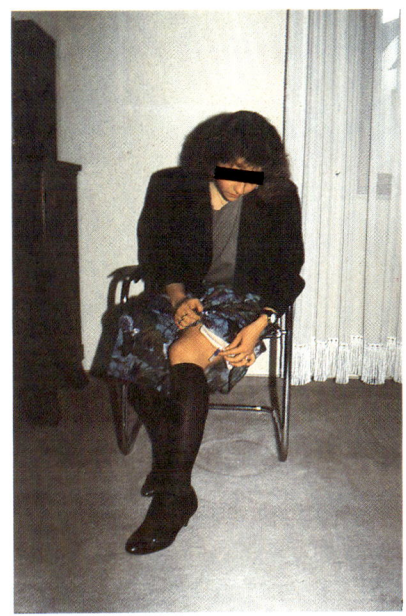

dung ermöglicht dem Rollstuhlfahrer zudem, daß er sich alleine an- und ausziehen kann. Das Rückenteil der Hose kann etwas höher sein als vorne (sitzende Position).

Der Betroffene ist meist auf aufwendige und kostspielige Kleidungsänderungen angewiesen. Motivieren Sie Angehörige, Mitbewohner oder die Betroffenen selbst, die Kleidungsänderungen trotzdem durchzuführen oder durchführen zu lassen. Es gibt inzwischen aber auch schon professionelle Behindertenbekleidungshersteller. Diese Firmen haben Mode entwickelt, die praktisch und pflegeleicht ist und sich speziell für Rollstuhlfahrer und inkontinente Menschen eignet. Bei Beinbeutelträgern muß darauf geachtet werden, daß die Entleerung des Beinbeutels einfach und schnell geschehen kann. Zum Entleeren wird das weite Hosenbein, wenn möglich, hochgezogen und das Bein auf den Toilettenrand gestellt. Behinderte Menschen, die nicht fähig sind, das Bein anzuheben, bringen am besten an der Hose in Höhe des Bodenauslasses des Beinbeutels eine Öffnung (Auftrennen der Hosennaht) an, die mit Klettverschluß wieder verschlossen werden kann. Durch diese Öffnung wird der Bodenauslaß herausgezogen und der Beutel entleert. Feinstrumpfhosen, die über der Beinbeutelversorgung getragen werden, sind sehr unpraktisch beim Entleeren. Der Betroffene muß sich dazu ausziehen. Da die meisten Beinbeutelhalterungen mit Klettverschluß versehen sind, bleiben diese Verschlüsse an den Feinstrumpfhosen hängen und zerreißen. Kniestrümpfe oder Strümpfe mit Hüftgürtel gehalten eignen sich deshalb besser.

Schuhe müssen schnell angezogen werden können (ohne sie zubinden zu müssen), müssen aber auch dem Betroffenen einen sicheren Gang ermöglichen. Es eignen sich Hausschuhe mit Reißverschluß, und zwar auch wieder mit einem großen Ring am Reißverschluß oder mit einem Klettverschluß.

Die Kleidung muß pflegeleicht und warm sein.

Da die Kleidung beim Inkontinenten sehr häufig gewaschen werden muß, sollte pflegeleichte Kleidung gekauft werden. Jersey läßt sich zum Beispiel gut waschen und muß nicht gebügelt werden.

Die Unterwäsche sollte kochbar sein. Die Wärme spielt, auch an den Füßen, eine nicht unerhebliche Rolle. Plötzliche Unterkühlung fördert den Harndrang. Auch im Genitalbereich sollte der Betroffene warm bekleidet sein. Die Wäsche sollte aus diesem Grund auch nicht zu groß gewählt werden. Sie muß die Inkontinenzeinlage direkt am Körper des Betroffenen fixieren. Die sogenannte Rheumawäsche (meist Angora) ist zwar ausgesprochen warm, aber sehr pflegeintensiv. Eine Unsitte ist es in Krankenhäusern, in der Meinung, der Patient hätte es beim Toilettengang leichter, ihm die Unterwäsche vorzuenthalten.

Behindertenkleidung wird zum Teil sogar von den Krankenkassen finanziert. Vor dem Kauf muß die Genehmigung eingeholt werden.

8.5. Heil- und Hilfsmittelverordnung

Durch die Einführung des Gesundheitsreformgesetzes befindet sich die Heil- und Hilfsmittelverordnung gerade im Bereich der Inkontinenzversorgung im Umbruch. Zum Abschluß dieses Buches lagen wegweisende Gerichtsurteile noch nicht in der endgültigen Fassung vor. Zur Zeit ist die Situation folgende: Wird vom Arzt das Symptom Inkontinenz festgestellt, so hat der Betroffene Anspruch auf die vom Arzt verordneten Hilfsmittel. Aus Listen, die von den Krankenkassen und der kassenärztlichen Vereinigung erstellt worden sind, geht hervor, welche Materialien verordnungsfähig sind. Die Verordnung kann von seiten der Krankenkasse auf Wirtschaftlichkeit und Zweckmäßigkeit überprüft werden. Bei Betroffenen, die in Pflegeeinrichtungen leben, sind die Kosten für die Inkontinenzversorgung nicht im Pflegesatz enthalten.

9. Pflege des inkontinenten Menschen

9.1. Hautschutz und Hautpflege

Dieses Kapitel befaßt sich mit der Gruppe inkontinenter Menschen, die mit den sogenannten »körpernahen Versorgungssystemen« leben müssen. Besondere Beachtung kommt hierbei der Hautpflege, den Hautkomplikationen, deren Vermeidung und Beseitigung zu. Die Auswahl der Inkontinenzversorgung beschränkt sich auf Versorgungsmaterialien wie Tropfenfänger, Inkontinenzeinlagen, Windeln und Windelhosen.

Der direkte Kontakt der Haut mit Harn und Stuhl ist dabei nie ganz zu vermeiden. Daraus ergibt sich die enorme Problematik der »windelversorgten« Betroffenen.

9.1.1. Physiologie und Pathophysiologie

Die Haut hat primär die Funktion, unseren Körper vor aggressiven und schädigenden Einflüssen der Umwelt zu schützen. Sie hat die Möglichkeit, auf schädigende Einwirkungen zu reagieren. Zum Beispiel reagiert sie auf die Zufuhr von Wärme mit einer Gefäßerweiterung und Schweißsekretion, auf Kälte mit Gefäßverengung. Um ihre Aufgaben erfüllen zu können, bedarf es komplizierter Mechanismen. Nicht jeder Mensch weist den gleichen Hauttyp auf. Es gibt z. B. Menschen, die sehr fettige Haut haben, andere wieder eine sehr trockene. Auch hat die Haut an verschiedenen Körperteilen eine unterschiedliche Funktion und deshalb auch unterschiedliche Eigenschaften. An Ellenbogen und Schienbein sind meist sehr trockene Hautareale. Bei der Pflege des Inkontinenten müssen sein Hauttyp und die Hautbeschaffenheit beachtet werden. Die Situation des Betroffenen, der sich mit einer körpernahen Inkontinenzversorgung versorgen muß, ist sehr schwierig. Harn und Stuhl sind sehr aggressiv. Der Stuhl greift durch die ihm beigemengten Verdauungsenzyme die Eiweiße der Haut an, was zu massiven Hautschädigungen führen kann. Dieses Problem ist vor allem den Kinderkrankenschwestern bekannt. Tritt bei einem Säugling über längere Zeit Durchfall auf, so entsteht oft ein kaum beherrschbares Kontaktekzem um den After.

Als Schutz vor toxischen Einwirkungen, zu denen Harn und Stuhl zu zählen sind, hat die Haut einen Säure- und Fettschutzmantel. Hierbei kommt der Unterhaut (Subcutis) eine besondere Bedeutung zu. Sie besitzt an den Haarwurzeln Talgdrüsen, die ihr Sekret über die Haarfollikel an die Hautoberfläche abgeben. Dieser Talg breitet sich von dort über die gesamte Haut aus. Er setzt sich aus Fettsubstanzen, Wasser, Salzen, Eiweißbausteinen und Harnstoff zusammen, und er bildet den Fettschutzmantel der Haut. Der Fettschutzmantel schützt die Haut vor Austrocknung. Er hat einen pH-Wert (Wasserstoffionenkonzentration) von 4,6 bis 5,0 und liegt somit im sauren Bereich. Sind die körpereigenen Fette der Haut nicht mehr ausreichend vorhanden, wird die Haut durch den Mangel an Fettschutz einer extremen Verdunstung ausgesetzt. Die Folge sind Austrocknung, spröde und rissige Haut. Diese kleinsten Verletzungen der Haut sind wiederum Ausgangspunkte für Infektionen.

Da der pH-Wert des Harns häufig im alkalischen Bereich liegt, kommt es auch durch länger andauernden Kontakt der Haut mit dem Harn zu einer Zerstörung des Säureschutzmantels. Zudem wirkt das alkalische Milieu im Windelinnern aktivierend auf die bakterielle Enzymproduktion. Die Folge ist eine beschleunigte Umwandlung von Harnstoff zu Ammoniak, das wiederum den stechenden Geruch im Windelinnern verursacht. Das Ammoniak wirkt schädigend auf die Haut. Beim gesunden Menschen ist der Imtimbereich mit einer großen Anzahl von Bakterien besiedelt. Diese Bakterienbesiedlung ist normal und wirkt sich deshalb nicht negativ auf die Haut aus. Wird aber durch eine Windelversorgung für die Bakterien ein ideales feuchtwarmes Klima geschaffen, können diese sich rasant vermehren. Kommen jetzt noch andere Faktoren einer Hautschädigung hinzu, ist den Hautinfektionen Tür und Tor geöffnet. Folge davon wiederum sind dann aufsteigende Infektionen, also Blasenentzündungen usw. Bei vielen alten Menschen findet sich in der Blase eine große Anzahl nicht krankmachender Bakterien und Pilzerregern. Sie werden mit dem Harn ausgeschwemmt und sind normalerweise bedeutungslos. Beim windelversorgten Menschen können sich diese Erreger aber im Windelinnern stark vermehren, so daß es auch dadurch wiederum zu einer sehr starken Keimbesiedlung kommt, die dann zu Hautinfektionen wie Mykosen, vor allem Candidamykosen, und entzündlichen Erythemen führen kann. Ein weiteres Problem stellen die Kontaktallergien dar. Durch den Kontakt der Haut mit der Windelversorgung, aber auch mit sämtlichen Reinigungs- und Pflegemitteln, kann es zum Auftreten von Allergien kommen. Dieses Problem stellt sich jedoch im Vergleich zu anderen Hautschädigungen seltener.

Ein großes Problem der Pflege Inkontinenter ist das »Muß« der häufigen Reinigung. Durch die Inkontinenz wird es erforderlich, täglich häufiger die Genitalregion zu waschen. Diese Waschungen, vor allem mit dann schädigenden Reinigungsmitteln und Seifen, führen ebenfalls zu einer Zerstörung des Fett- und Säureschutzmantels der Haut.

9.1.2. Probleme der Altershaut

Bei älteren Menschen hat die Hauttalgbildung stark abgenommen. Die Schutzfunktion des Talgs ist nicht mehr ausreichend vorhanden. Die Hautelastizität ist durch eine verminderte Wasserbindungsfähigkeit der Haut enorm herabgesetzt. Es entstehen Falten, rissige und spröde Haut. Auch ist die Wahrnehmungsfähigkeit der Haut verlangsamt oder nicht mehr vorhanden. Die Gefahr der Dekubitusentstehung ist sehr groß. Beim jungen Menschen bilden Oberhaut, Lederhaut und Unterhaut eine fest ineinandergreifende Einheit. Beim alten Menschen hingegen kommt es durch Austrocknung zu einer mangelnden Stabilität zwischen Oberhaut und Lederhaut. Die Oberhaut hebt sich wesentlich leichter von ihrem Untergrund ab. Dies erklärt, warum im Alter viel leichter Blasen entstehen können. Durch die mangelnde Elastizität der Haut entstehen kleinste Risse und Furchen, welche dann zu Ausgangspunkten für Infektionen werden. Der alte Mensch ist häufig anfälliger für Infektionen als ein junger Mensch, besonders dann, wenn er z. B. zuckerkrank ist. Das gleiche gilt für alle Erkrankungen, die eine Immunschwäche zur Folge haben (z. B. nach Chemotherapie).

9.1.3. Hautschutz

Um die Funktion der Haut soweit wie möglich aufrechtzuerhalten, bedarf es der richtigen Pflege. Diese Pflege hat zum Ziel, einen physiologischen Hautzustand zu erhalten oder wieder herzustellen. Die Ursachen für die Hautschädigungen müssen soweit wie möglich ausgeschaltet werden.

Kontakt der Haut mit Harn und Stuhl

Da in vielen Fällen die Inkontinenz nicht einfach beseitigt werden kann, sollte zunächst versucht werden, den Patienten auf ein ableitendes System umzustellen. Gemeint sind hier nicht die instrumentellen Harnableitungen (Dauerkatheter oder suprapubische Harnableitung), sondern Kondomurinalversorgungen oder das Ableitungssystem für Frauen. Gelingt dies nicht, und der Betroffene muß mit Windeln versorgt werden, so stellt sich zunächst einmal die Frage, welches Inkontinenzsystem verwendet wird. Hier gilt der Grundsatz: So klein und unauffällig wie möglich, aber so groß wie nötig. Es muß ein Vorlagensystem verwendet werden, das die Haut vor der Feuchtigkeit schützt. Hier gibt es erhebliche Unterschiede.

Der zweite Punkt ist, daß die Zeitspanne, in der Harn und Stuhl mit der Haut in Berührung kommen, so kurz wie möglich gehalten wird. Da die Hornhaut den Harn aufnimmt und der aufgenommene Harn so lange in der Hornhaut verbleibt, bis diese sich abschuppt, können hier Waschungen gegen Hautschädigungen oder Geruch nichts mehr ausrichten. Sollte es nicht gelingen, mit dem Kontinenztraining zumindest eine teilweise Kontinenz zu erreichen, so muß die Inkontinenzversorgung so oft gewechselt werden, daß die Haut mit Harn und Stuhl möglichst wenig in Berührung kommt. Günstig ist auch hier wieder die Erstellung eines Miktionsprotokolls, um die inkontinenten Zeiten zu erfassen. Dies erleichtert teilweise das häufige Nachschauen, ob die Windel noch trokken oder schon naß ist.

Sollte sich der Patient nicht zum Toilettentraining eignen, müssen die individuellen Ausscheidungsgewohnheiten des Betroffenen trotzdem berücksichtigt werden. Es sollte für die Pflegenden normal sein, dem inkontinenten Menschen nach dem Frühstück öfter die Windelversorgung zu erneuern. Leider ist dies in Altenheimen, Krankenhäusern usw. aber die Zeit, in der die meiste Arbeit anfällt. Oft wird deshalb genau dann, wenn es am nötigsten wäre, die Versorgung nicht häufig genug gewechselt.

Zerstörung der »physiologischen Haut« durch häufige und unsachgemäße Waschungen

Seifen sind alkalisch (pH-Wert bis zu 11). Häufige Waschungen mit Seifen führen zu einer Alkalisierung der Haut und somit zur Zerstörung des Säureschutzmantels. Selbst Wasser zerstört zum Teil schon diesen Säureschutzmantel. Grundsätzlich ist es besser, die Temperatur des Waschwassers etwas niedriger zu wählen (etwa 25 °C), da dann die Verdunstung an der Hautoberfläche geringer ist.

Wenn keine starken Verschmutzungen mit Stuhl vorliegen, empfiehlt es sich, nur mit Wasser ohne jegliche Waschzusätze zu reinigen. Wenn Seifen verwendet werden, sollten nur pH-neutrale Seifen Anwendung finden. Empfehlenswert sind Kinder- und Babyseifen, da diese meist pH-neutral sind und zudem meistens noch Rückfetter enthalten. Zu warnen ist vor Parfümseifen und desinfizierenden Seifen, denn sie würden sich doch wegen ihres angenehmen Duftes gerade für die Reinigung beim Inkontinenten anbieten. Sie enthalten jedoch Duftstoffe und Desinfektionsmittel, die die natürliche Keimbesiedlung der Haut zerstören und somit das Überhandnehmen von krankmachenden Erregern fördern. Parfümseifen führen sehr häufig zu Allergien. Diese Gefahr sollte vermieden werden. Die einzige Ausnahme sind immungeschwächte Patienten. In dem Fall ist eine desinfizierende Reinigung gewollt, weil die Keimzahl auf der Haut bewußt reduziert werden muß. Empfehlenswert ist auch die Methode, dem Waschwasser einen Löffel Essig oder Zitronensaft zuzusetzen. Diese schon von unseren Großmüttern praktizierte Methode erhält den natürlichen Säureschutzmantel der Haut. Sie gibt dem Betroffenen auch ein »frisches und sauberes« Gefühl. Diese Essigwaschungen sind bei Diabetikern fast ein »Muß«, weil Diabetiker über einen anderen pH-Wert der Haut verfügen.

Eine Alternative zu Seifen stellen die Syndets dar (synthetische Detergentien). Sie liegen vorwiegend im sauren oder pH-neutralen Bereich und besitzen einen sehr guten Reinigungseffekt. Der entstehende Schaum hebt den Schmutz und die Bakterien hoch, so daß diese leicht beim Nachwaschen entfernt werden können. Warnen muß man hier allerdings vor der unsachgemäßen Anwendung der Syndets. Eine Unsitte ist es, einfach einen »Schuß« davon ins Waschwasser zu geben. Wenn die Haut dann nicht mehr mit Wasser klar nachgereinigt wird, verbleiben die Syndets, aber auch der Schmutz und die Bakterien größtenteils auf der Haut. Das gleiche Problem stellt sich bei der Verwendung von Reinigungssprays, wie sie in einer Vielzahl von den Herstellern angeboten werden. Das Reinigungsspray verbleibt auf der Haut und kann somit die Haut schädigen. Die waschaktive Wirkung der Syndets beruht auf dem Zusatz von Tensiden (künstliche Reinigungsmittel), die zur Austrocknung der Haut führen. Diesen Nachteil versuchen die Hersteller durch die Beigabe von Rückfettern auszumerzen. Allerdings reicht diese Rückfettung meist nicht aus, den physiologischen Zustand der Haut wiederherzustellen. Es muß also zusätzlich doch noch die Haut nachgefettet werden. Nicht verwechselt werden dürfen diese Syndets allerdings mit Flüssigseifen, denn diese sind nur verflüssigte Seifen und deshalb auch oft alkalisch.

Aber nicht nur die richtige Waschung ist wichtig, sondern auch das schonende Abtrocknen der Haut (Trockentupfen). Empfehlungen, die Haut trocken zu fönen, würde ich nicht vertreten, denn Fönen bedeutet Austrocknung der Haut. Zudem wurde nachgewiesen, daß durch das Fönen eine höhere Ansammlung von Keimen auf der Haut vorhanden ist. Dies läßt sich dadurch erklären, daß auf die Haut durch das Fönen Keime, die in der Luft sind, aufgebracht werden. Die Haut muß vor dem Anbringen der Windelversorgung absolut trocken sein. Besondere Beachtung sollte den Hautfalten geschenkt werden, wobei es nicht gut ist, die Hautfalten zu pudern. Der Puder kommt beim Einnässen mit Feuchtigkeit in Berührung, klumpt zusammen und bildet Reibflächen (ähnliche wie Schmirgelpapier). Besser ist das Einlegen trockener Kompressen. Wenn in Hautfalten nässende Hautläsionen vorhanden sind, ist es meist besser, diese Hautpartien mit Farbstofflösungen zu behandeln. Sie haben den Zweck, die Haut an der Stelle zu trocknen und zu gerben.

Zerstörung des Fettschutzmantels der Haut

Die Haut muß nach dem Waschen nachgefettet werden, um einen annähernd natürlichen Fettschutzmantel der Haut wiederherzustellen. Fettende Hautschutzmittel sind der beste Schutz der Haut vor dem Kontakt mit Feuchtigkeit. Sie verhindern das Aufquellen der Hornhaut durch den ständigen Nässekontakt und somit die Austrocknung der Haut. Bei der Auswahl der Creme sollte man darauf achten, daß die Haut auch nach längererZeit noch glänzt, also fettig ist. Zu vermeiden sind Cremes, die auf der Packungsaufschrift den Vermerk »zieht schnell ein« enthalten. Diese Cremes besitzen einen sehr hohen Wasseranteil und nur wenig Öle. Das Wasser führt wiederum durch Aufquellen der Hornhaut zu einer Oberflächenvergrößerung und damit zur Austrocknung der Haut. Es ist deshalb genau zu überprüfen, ob bei der verwendeten Creme, Pflegelotion oder Salbe wirklich eine gute Fettung der Haut gewährleistet ist.

Einen vermeintlich sicheren Schutz meint man mit Melkfett oder Vaseline erreichen zu können. Hierbei muß jedoch beachtet werden, daß durch das Aufbringen eines kompletten Fettfilms auf die Haut kein Wärmeaustausch und auch keine Verdunstung mehr möglich ist. Zudem sind die Fette wasserunlöslich und bilden, wenn sie längere Zeit auf der Haut bleiben, einen optimalen Nährboden für Keimwachstum. Sie verstopfen die Poren der Haut und führen deshalb zu Pustelbildungen, weil die Sekrete der Haut nicht mehr nach außen abgegeben werden können. Dasselbe gilt für das Zufügen von Babyöl ins Badewasser. Dies ist eine Methode, wie sie sehr oft in der Altenpflege praktiziert wird. Das Öl schwimmt wie ein Teppich auf der Wasseroberfläche. Steigt der Patient aus der Wanne, wird sein gesamter Körper von Öl überzogen. Auch hier ist dann der Wärmeaustausch sehr stark gestört. Vaseline, Melkfette, Silikon und reines Öl sollte deshalb wirklich nur zum Schutz besonders gefährdeter Hautpartien genommen werden, also immer dann, wenn kleine Hautareale vor dem Kontakt mit aggressivem Stuhl o. ä. geschützt werden müssen (z. B. direkt um den After). Hautpflegemittel machen die Haut elastisch. Dies setzt allerdings voraus, daß sie tief genug in die Haut eindringen, was leider nur bei sehr wenigen der Fall ist. Wie schon erwähnt, ist die Gruppe der schnell einziehenden Pflegemittel die schlechteste Pflege im Sinne der Elastizitätssteigerung. Den Anforderungen entsprechen nur Linolsäure, Ölsäure, Sesamöl, Mandelöl, Rizinusöl, Rizinolsäure (nach Jakobi). Eine gute Hautpflege erreicht man mit Ölbädern, wie sie in der Säuglingspflege verwendet werden (z. B. Balneum hermal, Töpfer-Bad usw.). Gebadet werden sollte allerdings nie länger als 10 Minuten. Duschen ist deshalb grundsätzlich immer besser, weil keine so lange Einwirkzeit des

Wassers auf die Haut vorhanden ist. Eine Unsitte ist das Einreiben mit Franzbranntwein und Alkohol. Diese Stoffe führen ebenfalls zu einer extremen Austrocknung der Haut und haben somit in der Hautpflege des Inkontinenten nichts zu suchen. Aber nicht nur das Aufbringen von Pflegemitteln von außen verhindert das Austrocknen der Haut. Es muß auch dafür gesorgt werden, daß genügend Flüssigkeit vom Betroffenen aufgenommen wird, um einer Austrocknung vorzubeugen.

9.2. Hautkomplikationen

Durch unkorrekte Hautreinigung und Hautpflege kann es beim Inkontinenten leicht zu Hautschädigungen kommen. Liegen Schädigungen vor, gilt es in erster Linie, eine korrekte Hautreinigung und Pflege durchzuführen.

9.2.1. Pilzinfektionen

Dabei handelt es sich meist um die Candida albicans (s. Abb. 85). Normalerweise ist eine Candida-Besiedlung der Genitalregion ohne Auswirkungen auf den Hautzustand vorhanden. Kommt es zu einer Störung der »normalen Haut«, kann dies zu einer Pilzinfektion führen. Begünstigende Faktoren sind das feuchtwarme Windelmilieu, die Zerstörung der gesunden Haut durch unsachgemäße Pflege und die mangelnde Hygiene. Besonders bei abwehrgeschwächten Patienten, z. B. Diabetikern, Leukämiekranken usw., kommt es zum Ungleichgewicht zwischen Bakterien und Pilzen auf der Haut. Es entstehen sogenannte Superinfektionen. Besteht der Verdacht einer Pilzinfektion, sollte vom Arzt zuerst ein Hautabstrich gemacht werden, um diese Infektion dann gezielt mit einem Antimykotikum behandeln zu können. Wichtig ist, daß die Haut nicht zusätzlich geschädigt wird. Die Waschungen erfolgen in dem Fall nur mit klarem Wasser. Es werden keine patienteneigene Waschlappen oder Handtücher verwendet, sondern nur Einmalmaterial, um eine Übertragung der Pilzinfektion auf andere Körperpartien unbedingt zu vermeiden. Das Waschwasser wird nur für diesen Körperteil verwendet und die Waschschüssel möglichst danach gewechselt oder desinfiziert. Beim Abtrocknen der Haut darf nicht gerieben, sondern nur getupft werden, um den mechanischen Reiz der Haut zu verhindern. Bei der Verwendung von antimykotischen Salben und Cremes muß darauf geachtet werden, daß diese in regelmäßigen Abständen wieder abgewaschen werden. Sie können sonst einen idealen Nährboden für Keime darstellen, wenn sie auf der Haut verbleiben und ihr Wirkstoff verbraucht ist. Empfehlenswert sind Farblösungen (z. B. Gentianaviolett oder Brilliantgrün), die die Haut trocknen und somit den Pilzerregern die Lebensbedingungen entziehen. Eine antimykoti-

128 *Pflege des inkontinenten Menschen*

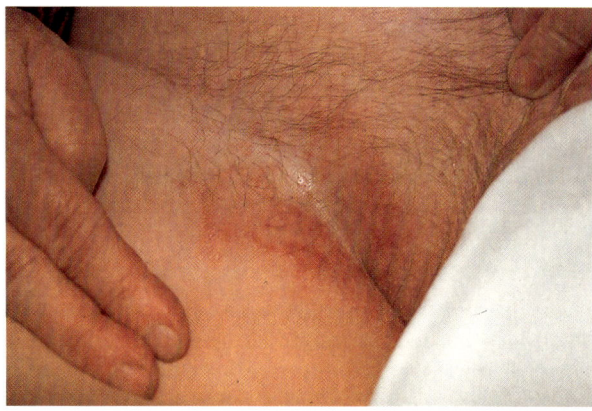

ABB. 85: Pilzinfektion im Leistenbereich.

sche Therapie darf nicht mit dem Abklingen der sichtbaren Symptome beendet werden. Die Behandlung muß noch ca. 4 Wochen weitergeführt werden, da die Pilzerreger immer noch vorhanden sind. Wird zu früh mit der Therapie aufgehört, kommt es innerhalb kürzester Zeit zum Wiederauftreten der Symptome. Gegebenenfalls ist eine Kausaltherapie mit einem Antimykotikum notwendig (intravenöse Gabe eines Antimykotikums). Um die Haut während der Behandlung möglichst trocken zu halten, muß die Windel sehr häufig gewechselt werden. Der Patient sollte kurzzeitig mit einem ableitenden System versorgt werden. In hartnäckigen Fällen ist unter Umständen eine suprapubische Harnableitung erforderlich. Dauerkatheter bieten sich nicht an, weil die Gefahr der aufsteigenden Infektion, vor allem der Pilzinfektion, zu groß ist.

9.2.2. Kontaktekzeme

Kontaktekzeme entstehen, wenn die Haut mit aggressivem Stuhl, besonders bei Durchfällen, oder mit Harn längere Zeit in Berührung kommt. Das Zerstören der Haut beim Durchfall kann nur verhindert werden, wenn die Haut abgedeckt wird. Dies geschieht am besten mit fettigen Salben und Hautschutzcremes. Die Schutzcremes bilden auf der Haut eine regelrechte Barrierefunktion (z. B. Chiron-Schutzcreme, Comfeel-Hautschutzcreme). Direkt um den After wird am besten Zinkpaste aufgetragen. Aber auch hier ist wieder daran zu denken, daß diese Schutzschicht oft entfernt und wieder neu aufgetragen werden muß.

9.2.3. Bakterielle Infektionen

Liegen Schädigungen der Haut vor, kommt es leicht zu bakteriellen Infektionen. Es gilt deshalb in erster Linie, die Haut gesund zu halten, damit keine Hautschädigungen entstehen. Auch hier ist die gute Hautpflege wieder das oberste Gebot. Die bakterielle Infektion muß durch einen Hautabstrich gesichert werden, um dann gezielt antibiotisch zu behandeln. Es gilt auch hier darauf zu achten, daß die Creme oder Salbe regelmäßig wieder entfernt wird (Nährboden!). Eine desinfizierende Waschlotion kann in dem Fall gute Dienste leisten.

9.2.4. Kontaktallergien

Sie sind relativ selten. Allergien können jedoch grundsätzlich auf alle Stoffe auftreten, die zur Pflege, Reinigung, aber auch zur Versorgung von Inkontinenten verwendet werden. Versuchen Sie deshalb zuerst einmal alles wegzulassen, was die Allergie ausgelöst haben könnte. Verwenden Sie in der Zeit möglichst wenig Reinigungs- und Hautpflegemittel. Der Kontakt der Haut mit der Windelversorgung muß auf ein Minimum beschränkt werden. Der Patient sollte möglichst in der Zeit nicht mit Windeln versorgt werden. Wenn kein ableitendes System angewendet werden kann, so sollte der Patient nur auf aufsaugende Einmalunterlagen gelegt werden. Empfehlenswert sind auch hier wieder die sogenannten Barrierecremes, die den direkten Kontakt des Allergens mit der Haut vermeiden. Zum Schutz der Haut vor dem Windelmaterial können Baumwolltücher oder Kompressen zwischen Haut und Windel eingelegt werden. Versuchen Sie auf alle Fälle aber zuerst eine Windelversorgung zu finden, die eine bessere Luftzirkulation zuläßt und zudem von einem anderen Hersteller ist. Jeder Hersteller verwendet zur Produktion unterschiedliche Stoffe. Es ist möglich, daß Allergien nur auf einem bestimmten Windeltyp auftreten.

9.2.5. Dekubitus

Inkontinente sind sehr häufig ältere und morbide Menschen, d. h., es liegen häufig die Risikofaktoren vor, die zur Dekubitusentstehung führen können (z. B. Bewegungsmangel, schlechter Allgemeinzustand, schlechter Ernährungszustand, Stoffwechselstörungen [Diabetes], Durchblutungsstörungen, Übergewicht). Hinzu kommen die Probleme der Altershaut, z. B. die verminderte Sensibilität der Haut mit dem Verlust zu spüren, wenn im Laken eine Falte ist oder wenn Krümel auf der Unterlage liegen. Durch die Inkontinenzversorgung selbst kann es bei der Verwendung von schlechten Inkontinenzsystemen (Klumpenbildung) zu Druckstellen kommen. Eine durch Inkontinenz, durch schlechte Inkontinenzversorgung und Pflege geschädigte Haut ist prädisponiert für die Dekubitusentstehung. Es gilt deshalb beim Inkontinenten im besonderen Maß, auf die Dekubitusprophylaxe Wert zu legen.

9.3. Umgang mit Inkontinenten

Die Auseinandersetzung mit dem Problem Inkontinenz hat in vielen Bereichen begonnen. Eine leistungsfähige Versorgungskette zur Betreuung Inkontinenter setzt die Zusammenarbeit verschiedener Institutionen voraus. Nur eine funktionierende Versorgungskette gewährleistet die optimale Betreuung.

9.3.1. Institution Krankenhaus

Die Versorgung und Betreuung Inkontinenter fällt im Krankenhaus meist dem Pflegepersonal zu, da die Inkontinenz oft immer noch als »rein pflegerisches Problem« angesehen wird. Der Arzt muß aber auf das Problem aufmerksam gemacht werden, weil schon im Krankenhaus therapeutische Maßnahmen eingeleitet werden müssen. Er sollte hier als Vermittler und Koordinator zu den verschiedenen Betreuungsgruppen (Urologe, Krankengymnast, Pflegeperson, Stomatherapeut, Seelsorger, Psychologe usw.) fungieren. Jeder einzelne trägt mit seinem Aufgabengebiet eine Teilverantwortung für den Patienten. Für das gute Funktionieren ist die ständige Kommunikation untereinander unerläßlich. *Der Patient mit seinen Angehörigen steht immer im Mittelpunkt.* Durch Gespräche mit dem Patienten und den Angehörigen muß Verständnis für sämtliche Maßnahmen geweckt werden. Mit Aussicht auf Beendigung des Krankenhausaufenthalts rückt die Frage nach der Weiterbetreuung in den Vordergrund. Der Hausarzt muß über begonnene Maßnahmen aufgeklärt werden und Therapievorschläge erhalten. Die weiterbetreuende Institution sollte diese Informationen ebenfalls erhalten. Hier liegt noch sehr viel im argen. Sehr häufig übernimmt die Gemeindekrankenschwester oder das Pflegepersonal im Altenheim die Pflege des Patienten, ohne vom Krankenhaus über pflegerische Maßnahmen informiert worden zu sein. Ein Pflegebericht, der die begonnenen Maßnahmen und die Weiterbetreuungsvorschläge enthält, ist aber unerläßlich. Warum sollte, was unter Ärzten gut funktioniert (Austausch wichtiger Informationen), nicht auch in der Pflege funktionieren? Optimal wäre es, wenn vom Krankenhaus aus weiterbetreuende Institutionen eingeschaltet würden, um den Betroffenen in ein funktionierendes Versorgungs- und Therapienetz zu entlassen. Dazu zählen die Fachhändler (Apotheken und Sanitätshäuser), die den Betroffenen versorgungstechnisch weiterbetreuen und die benötigten Versorgungsmaterialien bereitstellen. Der Fachhändler seinerseits kann sich auf die Weiterbetreuung des Betroffenen einstellen, d. h., er kann die benötigten Materialien vorab bereitstellen. Dies erspart wiederum dem Betroffenen die lange Wartezeit auf seine dringend benötigte Inkontinenzver-

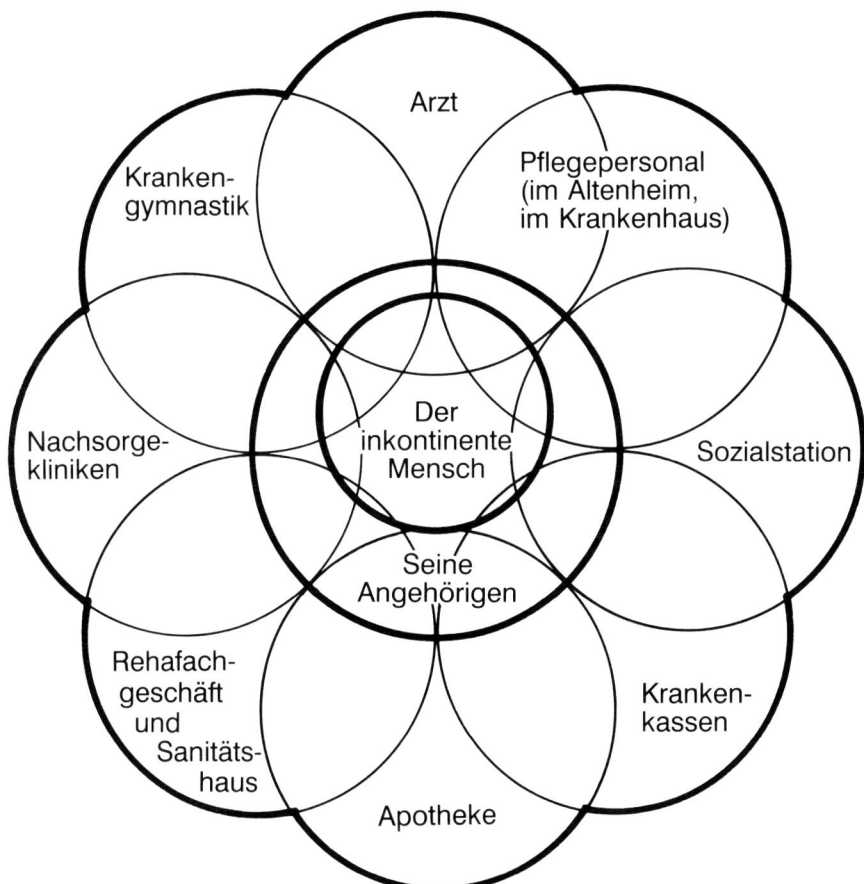

ABB. 86: *Funktionierende Versorgungskette für den Inkontinenten.*

sorgung. Zu den weiterbetreuenden Institutionen zählen auch die Nachsorgeeinrichtungen (Reha-Kliniken, Anschlußheilbehandlungen, Kuranstalten usw.). In diesen Einrichtungen werden begonnene Therapien sinnvollerweise weitergeführt. Sie übernehmen auch zum Großteil die Aufgabe, den Betroffenen im Umgang mit der Inkontinenz zu schulen (Erlernen des Beckenbodentrainings, Erlernen des Bio-Feedbacks, Schulungen im Umgang mit Hilfsmitteln, Ernährungsumstellungen, Maßnahmen zur Blasenentleerung usw.). Die Erfahrung zeigt hier sehr viele positive Resultate. Der Betroffene sollte zudem Adressen von Ansprechpartnern für den häuslichen Bereich, also von Krankengymnasten, von speziell geschultem Personal (z. B. Stomatherapeuten und Inkontinenzberater), von weiterbetreuenden Fachärzten (Urologen, Gynäkologen usw.), erhalten.

9.3.2. Die häusliche Umgebung

Die Betreuung von Inkontinenten in der häuslichen Umgebung gestaltet sich oft etwas schwieriger als im Krankenhaus. Für die Angehörigen stellt die Betreuung ihres inkontinenten Partners, Vaters oder Kindes eine belastende Situation dar. Der Umgang mit der Inkontinenz wurde nie erlernt und soll trotzdem gemeistert werden. Das Wissen über Möglichkeiten fehlt, oft fehlen auch die Möglichkeiten (Hilfsmittel, Betreuung durch die Sozialstation usw.). Vorlagensysteme und Betteinlagen werden sehr oft selbst bezahlt. Berücksichtigt man die hohen Kosten dieser Versorgung, ist es verständlich, daß mit diesen Materialien sparsam umgegangen wird. Häufig resultieren aus dieser Sparsamkeit Hautprobleme, Geruchsbelästigung usw., weil Vorlagen zu lange belassen werden, weil Unterlagen getrocknet und wiederverwendet werden. Neben diesen pflegerischen Problemen kommen viele andere Probleme auf die Angehörigen zu. Abgesehen vom enormen Arbeitsaufwand (erhöhter Wäscheanfall, intensive Pflege des Betroffenen) sind viele betreuende Angehörige nicht mehr in der Lage, z. B. Reisen zu unternehmen oder ihr Privatleben so zu führen, wie sie es gewohnt waren. Die Nachtruhe wird gestört, weil öfter nachgeschaut werden muß, ob die Vorlage noch trocken ist usw. Es ist deshalb auch verständlich, daß der Wunsch entsteht, den Vater oder die Mutter in ein Pflegeheim zu geben, und es ist eine Tatsache, daß die Inkontinenz oft der Einweisungsgrund ist. Mit körperlichen Gebrechen oder mit dem geistigen Abbau des alten Menschen können Angehörige besser umgehen als mit der Inkontinenz. Die Inkontinenztherapie gestaltet sich in der häuslichen Umgebung auch schwieriger als im Krankenhaus. Die Kontrollfunktion über das Durchhalten der therapeutischen Maßnahmen ist für den Hausarzt nicht so gegeben. Die wichtigen, für die Diagnostik und Therapie unerläßlichen Einrichtungen müssen vom Betroffenen aufgesucht werden. Der Weg zum Urologen, zum Hausarzt, ins Sanitätshaus und zum Krankengymnasten ist für alte Menschen oft ein unüberwindbares Hindernis. Der Weg zum Facharzt (Urologe) kann und darf dem Betroffenen aber nicht erspart bleiben, denn die Diagnostik ist zu Hause nicht durchführbar. Der Hausarzt ist der Koordinator für die Inkontinenzbehandlung. Genauso wie im Krankenhaus der Stationsarzt entscheidet er über die therapeutischen Maßnahmen und vermittelt zwischen den jeweiligen Einrichtungen. Angehörige und Gemeindekrankenschwestern übernehmen die Betreuungsfunktion. Auch sie können das Beckenbodentraining, das Bio-Feedback, das Kontinenztraining erlernen und es dem Betroffenen weitervermitteln. Der Umgang mit Elektrostimulatoren, Sphintertrainer usw. wird im Krankenhaus oder in der Nachsorgeeinrichtung erlernt und zu Hause fortgeführt. Die Gemeindeschwester oder die Angehörigen sollten sich mit diesen Geräten auskennen, um beratend zur Seite stehen und um die Therapie überwachen zu können. Den Umgang mit Inkontinenzhilfsmitteln erlernen die Betroffenen oder die Angehörigen ebenfalls durch die Gemeindekrankenschwestern. Beratend steht auch hier das Fachpersonal des Handels zur Verfügung. Einige Sanitätshäuser sind schon dazu übergegangen, Krankenpflegepersonal und Stomatherapeuten zur Inkontinenzberatung anzustellen. Diese Beratungen können auf Wunsch zu Hause beim Betroffenen durchgeführt werden. Hierbei ist es wichtig, daß immer die Selbstversorgung angestrebt wird. Auch die Gemeindekrankenpflege sollte sich nicht ausschließlich als »Pflege« verstehen, sondern im Sinne der Mobilisation und Aktivierung arbeiten. Inzwischen gibt es für pflegende Angehörige durch verschiedene Organisationen ausgerichtete Seminare für häusliche Krankenpflege. Es kann durch die gute kooperative Zusammenarbeit der Gemeindekrankenschwester mit den Angehörigen die optimale Pflege und Betreuung erreicht werden. Der Gemeindekrankenschwester kommt zudem nicht selten eine entscheidende Rolle bei der Auswahl der richtigen Hilfsmittel zu. Wenn ein Hilfsmittel vom Arzt verordnet wird, sollte der Reha-Berater des Fachgeschäftes immer die Gemeindekrankenschwester, sofern sie in der Betreuungskette mitwirkt, zur Beratung hinzuziehen, denn sie weiß am besten, was für den Patienten wichtig und richtig ist. Unter idealen Bedingungen kann im häuslichen Bereich eine gute Betreuung der Betroffenen erfolgen. Die Chancen sind da. Man muß nur verstehen, sie zu nutzen. Leider gibt es in Deutschland aber sehr viele Betroffene, die nie den Kontakt zu den Gliedern dieser Betreuungskette aufnehmen, sich sozial isolieren und zurückziehen. Hier sind die Industrie, aber auch die staatlichen und privaten Gesundheitsorganisationen sowie die Krankenkassen und Medien im höchsten Maße gefordert. Aufklärungsarbeit ist zu leisten.

9.3.3. Alten- und Pflegeheime

Der Anteil inkontinenter Menschen in diesen Einrichtungen ist hoch. Dies führt dazu, daß bei Pflegenden ein selbstverständlicher Umgang mit der Inkontinenz erlernt wurde und praktiziert wird. Diese Selbstverständlichkeit wirft aber auch Probleme auf. Dinge, die stören, werden geändert. Dinge, die selbstverständlich sind, mit denen der einzelne gut umgehen kann, bleiben bestehen. Zudem verhindert die oft sehr schlechte Personalsituation ein gezieltes Kontinenztraining. Auf Pflegestationen, die Kontinenztraining und aktivierende Pflege praktizieren, ist der Anteil Inkontinenter aber wesentlich geringer.

Die Pflege verwirrter Bewohner ist ein großes Problem. Das Kontinenztraining gestaltet sich schwierig und zeitaufwendig und ist oft erfolglos. Der Sinn des Kontinenztrainings wird vom Verwirrten nicht erkannt. Er ist deshalb nicht in der Lage, kooperativ mitzuarbeiten und oft nicht in der Lage, Harndrang zu signalisieren oder sich zu melden, wenn die Vorlage naß ist. Die pflegende Person übernimmt diese Aufgabe komplett und muß versuchen, die Beobachtung und Pflege in ihren Tagesablauf mit einzubauen. Daß viele Pflegende die Inkontinenz beim verwirrten Menschen in Kauf nehmen, ist deshalb verständlich.

Die Motivation zum Kontinenztraining ist für den Pflegeheimbewohner oft nur schwach vorhanden. Ein Betroffener, der im Berufsleben steht, wird alles tun, um kontinent zu werden. Für den alten Menschen, besonders im Alten- und Pflegeheim, bedeutet die Inkontinenz aber sehr oft die vermehrte Zuwendung der Pflegenden, die er, wäre er kontinent, nicht in dem Maß erhalten würde. Und dennoch sollte nichts unversucht gelassen werden, den Bewohner zu orientieren, zu aktivieren, um möglichst Kontinenz zu erreichen. So könnte z. B. das Beckenbodentraining mit in die »Turnstunde« aufgenommen werden, um nur ein Beispiel von vielen zu nennen.

Ein weiteres Problem stellt die Versorgung mit Hilfsmitteln dar. Die Unkenntnis über die vielfältigen Hilfsmittel führt dazu, daß meist nur bestimmte Windeltypen verwendet werden, um durch die Abnahme großer Mengen günstigere Einkaufspreise zu erzielen. Die Verwendung von Artikeln eines bestimmten Herstellers und Windeltyps verhindert die Individualität der Inkontinenzversorgung.

10. Instrumentelle Harnableitungsverfahren

10.1. Harnableitungsverfahren — Lokalisation

Bei den Harnableitungen mittels Katheter (instrumentelle Harnableitungen) gibt es drei hauptsächlich angewandte Verfahren:
1. Transurethraler Blasenkatheter (instrumentelle Harnableitung durch die Harnröhre) als Einmal- oder Verweilkatheter
2. Suprapubischer Blasenkatheter (instrumentelle Harnableitung durch die Bauchdecke)
3. Nierenfistel (instrumentelle Harnableitung aus dem Nierenbecken).

10.1.1. Indikationen für die instrumentelle Harnableitung
— Postoperativ (nach gynäkologischen Eingriffen, nach Rektumamputation, nach Eingriffen an Harnröhre und Blase)
— zur Flüssigkeitsbilanzierung (beim Intensivpatienten, bei neurologischen Störungen und Bewußtlosigkeit)
— akutes Harnverhalten unterschiedlicher Genese (traumatische Ereignisse, Prostatahypertrophie, Blasenkarzinome usw.)
— kurzzeitig beim Vorliegen eines Dekubitus (bessere Heilungschancen)
— zum Zwecke therapeutischer Maßnahmen (Medikamentenapplikation in die Blase)
— diagnostische Maßnahme (z. B. Urodynamik, Harngewinnung)
— Harninkontinenz
— Restharnbildung infolge neurologischer Störungen

Der Einsatz einer instrumentellen Harnableitung unterliegt immer einer ärztlichen Anweisung und gehört nicht in den Kompetenzbereich der Pflege. Bei der Harninkontinenz kommt die instrumentelle Harnableitung dann zum Einsatz, wenn keine andere Möglichkeit der technischen Inkontinenzversorgung besteht. Bei ausgeprägten Dekubitalgeschwüren oder Hautschädigungen kann eine kurzzeitige Inkontinenzversorgung mit einem Blasenverweilkatheter notwendig werden. Die Indikation dazu sollte aber sehr streng, vor allem im Hinblick auf die Problematik der transurethralen Katheter, gestellt werden. Zudem findet die instrumentelle Harnableitung Anwendung bei der Harninkontinenz, die durch Erkrankungen (z. B. inoperables Blasencarcinom oder Strahlencystitis) hervorgerufen wurde, die nicht beseitigt werden können. Der Betroffene kann unter Umständen nur durch eine Harnableitung von seinen quälenden Schmerzen und dem ständigen Harndrang befreit werden. Indikationen für die Harnableitung sind fast ausnahmslos medizinischer Natur. Umfassende Untersuchungen haben dennoch mehrfach gezeigt, daß transurethrale Katheter zum größten Teil aus rein pflegerischen Gründen gelegt werden (sehr häufig sicher auch ohne ärztliche Anweisung). Dies gilt es unbedingt zu verhindern. Es gilt auch, sich bei einem liegenden Katheter immer wieder die Frage zu stellen, ob dieser Katheter noch gebraucht wird. Wie lange liegt ein Katheter, nur weil er einmal benötigt und deshalb gelegt worden ist? Das Wissen um die Problematik des »Dauerkatheters« hat sich erfahrungsgemäß in Alten- und Pflegeheimen, aber auch in der häuslichen Krankenpflege schon mehr als im Krankenhaus durchgesetzt. In Diskussionen wird immer wieder bestätigt, daß bei Übernahme eines Patienten aus der Klinik der erste Schritt meist die Entfernung des transurethralen Katheters ist. Hier muß sehr deutlich an das Verantwortungsgefühl der

Pflegenden und Ärzte *im Krankenhaus* appelliert werden, über die Entlassung des Patienten hinauszudenken.

10.1.2. Transurethraler oder suprapubischer Katheter?

Der suprapubische Katheter ist möglichst dem transurethralen Katheter vorzuziehen. Die Gefahr der Verletzung und Schädigung der Harnröhre ist beim suprapubischen Katheter nicht vorhanden. Bei richtiger Lage entsteht keine Restharnbildung, was wiederum auch den Harnwegsinfektionen vorbeugt. Der Patient ist durch die suprapubische Harnableitung mobiler, und der Katheter bereitet weniger Unannehmlichkeiten und Schmerzen. Es besteht zudem die Möglichkeit, ein Blasentraining mit Restharnbestimmung vor Entfernung des Katheters durchzuführen. Dies ist bei transurethralen Kathetern schlechter möglich. Zudem befindet sich zwischen Katheter und Harnröhre eine Sekretstraße. Diese transurethrale Sekretstraße erhöht das Harnwegsinfektionsrisiko erheblich. Berücksichtigt man jedoch, daß bei längerer Verweildauer der suprapubischen Ableitung eine ebenso hohe Infektionsrate festzustellen ist, so ist der Unterschied bezüglich des Infektionsrisikos bei der Dauerableitung nicht mehr erheblich.

Probleme kann es allerdings in der häuslichen Krankenpflege und in Alten- und Pflegeheimen geben. Die Möglichkeit, eine suprapubische Ableitung zu legen, ist dort nicht vorhanden. Der Betroffene müßte dann in die Klinik oder zum Urologen gebracht werden. Auch muß dabei an die »Dauerversorgung«, wie z. B. regelmäßiger Katheterwechsel, gedacht werden. Ein Wechsel der suprapubischen Ableitung verbindet sich dann mit einem Urologen- oder Klinikbesuch (alle 4 bis 6 Wochen). Ein transurethraler Katheter kann an Ort und Stelle gewechselt werden. Ein sorgfältiges Abwägen der Vor- und Nachteile sollte zusammen mit dem behandelnden Arzt geschehen.

10.2. Transurethraler Verweilkatheter

Das Legen des transurethralen Katheters sollte nicht als allgemeine pflegerische Maßnahme angesehen werden. Die Indikation ist ausschließlich vom Arzt zu stellen. Hinzu kommt, daß nur geschultes Personal die korrekte Durchführung eines solchen Eingriffs gewährleisten und gravierende Folgeschäden für den Betroffenen vermeiden kann. Der transurethrale Katheterismus muß immer unter sterilen Bedingungen erfolgen. Hier bieten sich sogenannte Kathetersets an, die sämtliche benötigten Materialien enthalten. Damit ist am besten ein steriles Vorgehen gewährleistet. Der transurethrale Katheter war in der Vergangenheit bei Obstruktionen (Harnröhrenverlegung) und bei Inkonti-

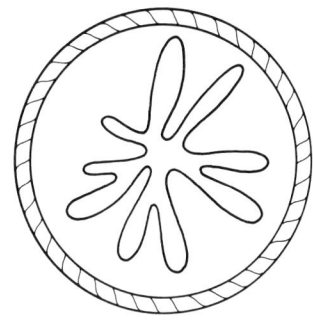

ABB. 87: Querschnitt durch die Harnröhre.

nenz das Mittel der Wahl. Die Gründe, warum bei der Inkontinenz der transurethrale Verweilkatheter nicht mehr angewendet werden soll, liegen hauptsächlich in der enormen Problematik dieser Ableitungsart begründet. Durch das Legen selbst, aber auch durch die lange Liegezeit des Katheters entstehen kleinste Verletzungen der Harnröhre, denn die Harnröhre ist keine Röhre, die innen hohl ist, sondern es handelt sich um aufeinanderliegende Schleimhautfalten und -taschen (siehe Abbildung). Beim Einschieben des Katheters ist deshalb die Verletzungsgefahr sehr groß. Und genau aus diesen kleinsten Verletzungen resultieren Entzündungen und Strikturen (Verengungen). Eine wichtige Rolle kommt, um die Verletzungsgefahr möglichst gering zu halten, der Auswahl des richtigen Katheters und Kathetermaterials zu.

10.2.1. Kriterien zur Auswahl des geeigneten Katheters

Die Auswahl des geeigneten Katheters hängt im wesentlichen von folgenden Kriterien ab:

— Geschlecht des Patienten
— Durchmesser der Harnröhre
— beabsichtigte Liegedauer

Beim Mann muß der Katheter länger als bei der Frau sein. Es gibt deshalb Frauen- und Männerkatheter (20 und 40 cm). Ebenso können verschiedene Katheterspitzen Anwendung finden. Bei Verweilkathetern, die mit einem Ballon zum Blocken und damit zur Fixierung des Katheters in der Blase versehen sind, werden im wesentlichen drei Spitzen unterschieden (s. Abb. 88). Als Dauerkatheter bietet sich die Nelaton-Spitze an. Jedoch muß auf Grund pathologischer Harnröhreneinengungen (z. B. Prostatahypertrophie) auch an den Einsatz eines Katheters mit Tiemann- oder Mercier-Spitze gedacht werden. Diese gebogene Spitze setzt allerdings voraus, daß der Katheter richtig geführt wird. Die Spitze verfängt sich sonst in den Schleimhautfalten. Zusätzlich haben Katheter mit gebogener Spitze, werden sie als Verweilkathe-

138 Instrumentelle Harnableitungsverfahren

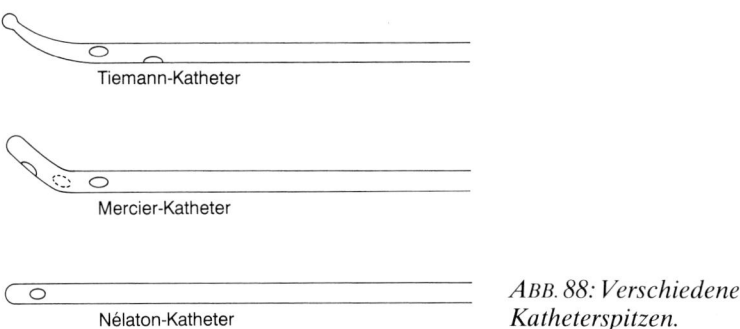

ABB. 88: Verschiedene Katheterspitzen.

ter benutzt, den Nachteil, daß es eher zu Drucknekrosen in der Blase kommt.

Durch die Entwicklung eines neuen Katheters mit der sogenannten Stöhrer-Spitze (Einmalkatheter) wird ein geringerer Druck auf die Harnröhrenschleimhaut ausgeübt (s. Abb. 89 und 90).

Eine zusätzliche Gefahr für die Harnröhrenschleimhaut stellen Katheter mit traumatischen Augen dar. Sie wirken wie ein Hobel auf die Urethralschleimhaut (s. Abb. 91).

Der Durchmesser des Katheters richtet sich nach dem Durchmesser der Harnröhre. Da aber vorher nicht bekannt ist, welche Größe für den Patienten notwendig ist, sollte am besten mit einem Katheter der Größe 14 bis 16 Charr (Charriere) angefangen werden. Es ist sinnvoller, mit einem kleinen Lumen zu beginnen, um dann beim nächstenmal ein größeres zu verwenden. Tritt Harnabgang trotz liegendem transurethralen Katheter aus der Harnröhre auf, ist der Grund meist nicht ein zu dünner Katheter, sondern eine Dranginkontinenz. Dieser Harndrang wird durch den mechanischen Reiz des Katheters meist noch wesentlich verstärkt. Hier sollten andere Therapiemaßnahmen in Betracht gezogen werden (z. B. medikamentös). Verletzungen der Harnröhre und der Schließmuskel, Drucknekrosen, aber auch vermehrte Infektionen der Harnröhre durch Sekretstau treten bei zu dicken Kathetern vermehrt auf.

Die Auswahl des geeigneten Kathetermaterials ist auch abhängig von der beabsichtigten Liegedauer und vom Kostenfaktor.

Man unterscheidet heute Katheter aus Weichgummi, PVC, Latex und Silikon. Bei Kathetern aus Weichgummi muß die Neigung zu Inkrustationen sowie die schlechte Verträglichkeit Einsatzmöglichkeiten eingrenzen.

Transurethraler Verweilkatheter

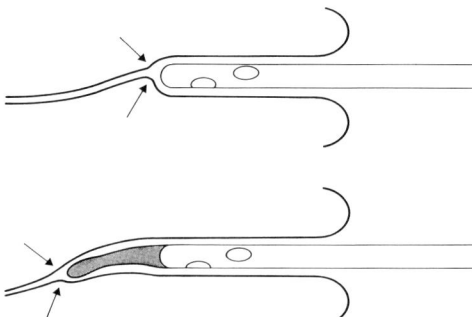

ABB. 89: Niedere Druckeinwirkung bei Verwendung der Stöhrer-Spitze.

Der PVC-Katheter ruft eine Reizung der Urethralschleimhaut durch das Auslaugen von Weichmachern und durch die Verhärtung des Katheters hervor. Diese beiden Kathetermaterialien sollten nur noch angewendet werden, wenn die Harnableitung nur wenige Tage erfolgen soll. Dasselbe gilt für die Latexkatheter. Dieser neigt auf Grund seiner rauhen Oberflächenstruktur zu erheblichen Inkrustationen. Die rauhe Oberflächenstruktur des Latex begünstigt zudem das Einnisten krankmachender Bakterien. Außerdem wurde festgestellt, daß durch das Einwirken von körpereigenen Substanzen (Enzyme) toxische Stoffe ausgefällt werden. Untersuchungen haben bewiesen, daß Latexextrakte wachstumshemmenden Einfluß auf Zellstrukturen ausüben können. Trotz des Wissens über diese Nachteile ist der Latexkatheter (meist aus Kostengründen) der meistverwendete Katheter im Krankenhaus, aber auch in der häuslichen Pflege. Seine Berechtigung aber hat er nur noch bei sehr kurzer Liegezeit. Geht man davon aus, daß unter idealen Bedingungen der Latexkatheter nur halb so lange wie der Silikonkatheter liegenbleiben kann, so rechtfertig auch der Kostenfaktor (Silikonkatheter sind etwa doppelt so teuer) nicht den Einsatz der Latexkatheter. Der Silikonkatheter erfüllt auf Grund seiner hohen Gewebeverträglichkeit und seiner glatten Oberflächenstruktur die Anforderungen und Erwartungen an einen Verweilkatheter am besten.

10.2.2. Pflege bei liegendem transurethralem Katheter

Muß aus unvermeidbaren Gründen eine Harnableitung mittels eines transurethralen Katheters erfolgen, so ist die Katheterhygiene von besonderer Wichtigkeit. Um das auslaufende Urethralsekret aufzufangen, muß vor jeden Dauerkatheter eine sterile Kompresse geknotet werden, die bei Bedarf (evtl. mehrmals täglich) gewechselt wird. Eine sorgfältige Intimtoilette, also die gründliche Reinigung der Harnröhrenöffnung mit antiseptischen Lösungen (schleimhautgeeignete Desin-

140 *Instrumentelle Harnableitungsverfahren*

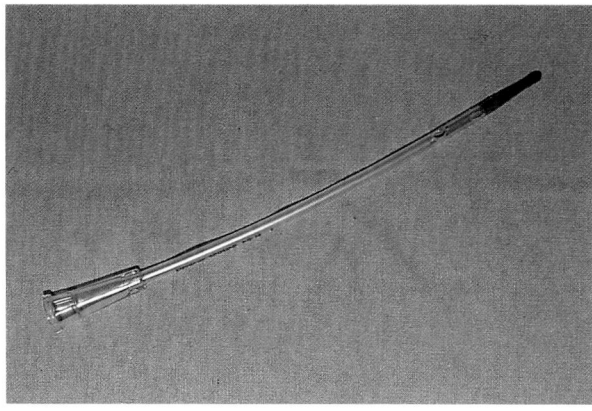

ABB. 90: *Katheter mit Stöhrer-Spitze.*

fektionsmittel!), sowie die Reinigung des Katheters von auslaufendem Urethralsekret und Verkrustungen ist täglich durchzuführen. Beim Waschen muß darauf geachtet werden, daß keine Bakterien aus der Analregion zur Harnröhrenmündung gelangen. Am besten verwendet man Einmalwaschlappen, denn wiederverwendbare Waschlappen sind ideale Nistplätze für Mikroorganismen.

Die Verweildauer des transurethralen Katheters kann mit 3 bis 4 Wochen angesetzt werden. Je nachdem, welches Material verwendet wird (Silikonkatheter inkrustieren nicht so schnell), wie stark die Katheteraugen beim Wechsel inkrustiert sind und ob Harnwegsinfekte vorliegen, wird ein individueller Katheterwechselrhythmus bestimmt. Blasenspülungen zum Durchgängigmachen des Katheters sind nicht erlaubt. Ein verstopfter Katheter muß gewechselt werden. Achtung: Inkrustationen am Katheter setzen auch Verletzungen beim Entfernen.

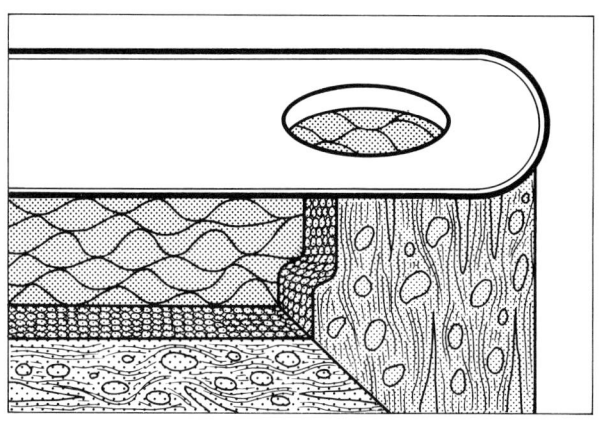

ABB. 91: *Verletzungsgefahr durch traumatische Katheteraugen.*

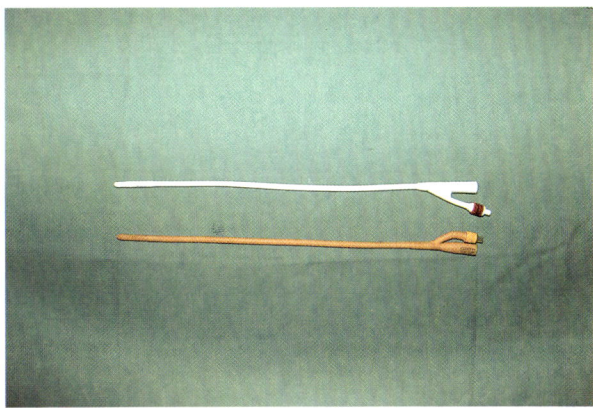

ABB. 92: Harnröhrenverweilkatheter.

10.2.3. Probleme des transurethralen Verweilkatheters

Neben den Harnwegsinfektionen und Inkrustrationen treten bei dieser Ableitungsart häufig massive Probleme auf.

Die Ausführungsgänge der Prostata sowie die Samenblasenausführungsgänge münden in die Harnröhre. Durch einen liegenden transurethralen Katheter kann es zu einem Sekretstau kommen bis hin zur Nebenhodenentzündung, die für den Patienten sehr schmerzhaft ist. Harnröhrenstrikturen stellen eine nicht zu vermeidende Spätkomplikation (auch schon nach kurzer Anwendungszeit) des transurethralen Katheters dar. Durch die Lage des Ballonkatheters kommt es nicht nur zu Verletzungen der Urethra, sondern auch der Blase. Das relativ starre Kathetermaterial kann zu Drucknekrosen und den daraus resultierenden narbigen Verengungen führen. Man verwende deshalb möglichst weiches Kathetermaterial.

Auf der Abbildung 93 sehen Sie sehr deutlich, daß das Blasendach sich auf die Katheterspitze auflegt.

Dieser »Normalzustand« verursacht einen ständigen mechanischen Reiz der Blaseninnenwand, Druckgeschwüre und Ödeme. Außer den daraus resultierenden ständigen Entzündungen wurde zudem festgestellt, daß auf Grund dieser Reizungen sehr häufig ein Blasenepithelkarzinom entsteht. Da in der Blase immer eine kleine Restharnmenge verbleibt, finden Bakterien ideale Lebensbedingungen. Beim Vorliegen einer Überlaufblase können sich durch zu schnelles Entleeren großer Harnmengen Schleimhautblutungen einstellen. Hier muß daran gedacht werden, daß die Blasenentleerung fraktioniert geschehen sollte (nicht mehr als 500 ml auf einmal). Es empfiehlt sich deshalb, zwischendurch abzuklemmen.

142 *Instrumentelle Harnableitungsverfahren*

10.3. Suprapubische Harnableitung

Durch die Harnableitung über einen suprapubischen Katheter wird eine Schädigung der Harnröhre verhindert. Da jedoch beim Legen der Ableitung die Haut subkutanes Fettgewebe und alle Blasenwandschichten durchstoßen werden, schafft man hiermit eine tiefgehende Wunde. Nur bei sorgfältiger und korrekter Wundversorgung kann eine Infektion des Stichkanals vermieden werden.

10.3.1. Möglichkeiten der Verbandtechniken

Konventionelle Verbandtechniken

Diese Verbandtechnik beinhaltet die Desinfektion der Einstichstelle, den Verbandwechsel möglichst unter sterilen Kautelen, die Verwendung steriler Kompressen und eine Abdeckung der sterilen Kompressen mit Pflastermaterial. Der Verband sollte täglich erneuert werden. Über das Aufbringen von desinfizierenden Salben auf die Einstichstelle ist sich die Fachwelt (Hygieniker und Urologen) nicht einig. Dies bedarf einer dringenden Klärung. Besonderer Bedeutung kommt hier dem Erhalt der Fixierung zu (Nähte oder besondere Fixierungsvorrichtungen). Denn nur die sichere Fixierung gewährleistet die korrekte Lage des Katheters und damit die restharnfreie Entleerung. Bei der Fixierung des Katheterschlauchs ist immer darauf zu achten, daß der Harn

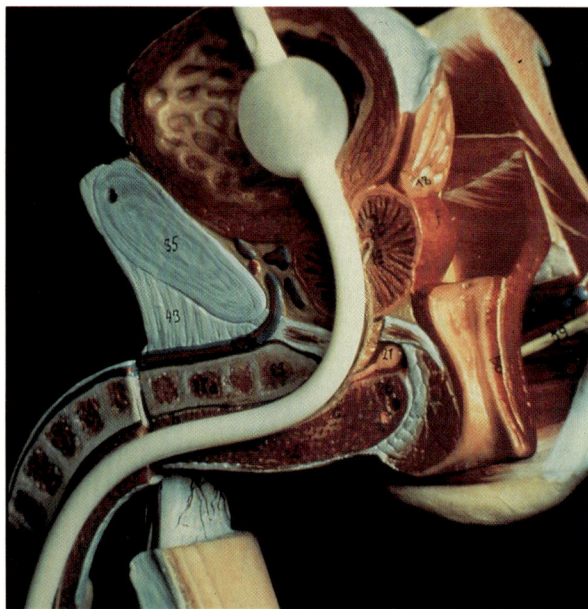

ABB. 93: Das Blasendach legt sich auf die Katheterspitze auf (Drucknekrosengefahr).

ungehindert ablaufen kann (keine Abknickungen, Fixierung beim stehenden Patienten unter Blasenniveau), d. h., es sollten keine großen Schlaufen unter dem Verband gelegt werden.

Hydrokolloidverband
Dieser täglich durchzuführende sterile Verbandwechsel mit sterilen Kompressen wird zunehmend durch moderne Verbandtechniken abgelöst. Als Beispiel sei der hydrokolloide Wundverband (z. B. Dermahesive) zu nennen. Hierbei handelt es sich um einen wasserdichten Adhäsivverband, der mehrere Tage belassen werden kann, ohne eine vermehrte Keimbesiedlung der Einstichstelle zu verursachen (Kostenfaktor und Arbeitserleichterung). Durch diese Verbandtechnik wird der Verbandwechsel vereinfacht, die Verbandintervalle verlängert und eine zusätzliche Fixierung des Katheters erreicht. Dem Betroffenen wird zudem die Möglichkeit gegeben, zu duschen oder zu baden (wasserdichter Verband).

10.3.2. Kathetermaterial
Bei der suprapubischen Harnableitung wird heute Polyurethan oder Silikon verwendet. Beide Materialien haben eine gute Gewebeverträglichkeit und eine niedrige Inkrustrationstendenz. Auch bei den spurapubischen Kathetern gibt es neuerdings Ballonkatheter. Die Erfahrungen damit gehen noch nicht so weit, um zu beurteilen, ob die Fixierung in dem Fall ausreicht oder ob nicht die gleichen Probleme der mechanischen Reizung der Blaseninnenwand wie beim transurethralen Katheter auftreten. Bei den herkömmlichen Kathetern, die in der Blase wie ein »Schweineschwänzchen« aufgerollt sind, wird der mechanische Reiz durchaus noch tolerabel beurteilt.

10.3.3. Verweildauer
Von den Herstellerfirmen, aber auch von Urologen befürwortet, ist die durchschnittliche Tragedauer der suprapubischen Harnableitung bei 4 bis 6 Wochen anzusetzen. Auch hier müssen, wie beim transurethralen Katheter, auch wieder individuelle und materialabhängige Faktoren berücksichtigt werden und die Verweilzeit deshalb eventuell verkürzt werden.

10.4. Nierenfistel

Bei der Nierenfistel handelt es sich um eine Harnableitung direkt aus dem Nierenbecken. Als Indikationen für den Einsatz einer solchen Harnableitung sind alle inoperablen Abflußhindernisse zwischen Niere

144 *Instrumentelle Harnableitungsverfahren*

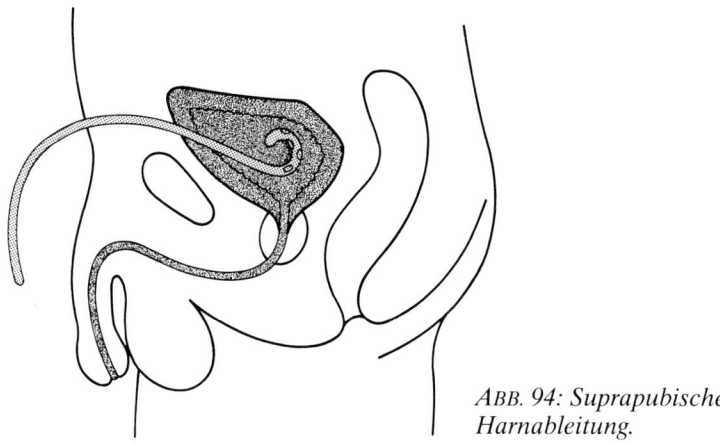

ABB. 94: *Suprapubische Harnableitung.*

und Blase anzusehen sowie die palliative Harnableitung, die auf Grund von Veränderungen der Blase (z. B. inoperabler Blasentumor) keine andere Ableitung zulassen. Sie kann zudem zur kurzfristigen Harnableitung angewendet werden (z. B., bis der Patient operationsfähig ist, während der Schwangerschaft usw.).

Da bei dieser Harnableitung eine direkte Verbindung zwischen Niere und Körperaußenseite besteht, ist die Infektionsgefahr des Nierenbeckens extrem hoch. Auch entfällt hier der physiologische Rücklaufschutz der Blase und des Harnleiters (Ostienschutz) gänzlich. Der Verbandwechsel ist nach den Kriterien des suprapubischen Katheters durchzuführen. Der Erhalt des geschlossenen Systems ist ein unbedingtes »Muß«. Eine Nierenfistel darf niemals, auch nicht für ganz kurze Zeit, abgestöpselt oder durch den Dreiwegehahn verschlossen werden: Der Rückstau trifft direkt die Niere. Als Kathetermaterial finden bei der Nierenfistel Silikon und Polyurethan Anwendung.

10.5. Auffangsysteme

Drei Möglichkeiten der Harnauffangsysteme werden unterschieden (Abbildungen 100—102):
— offenes System
— halboffenes System
— geschlossenes System

Beim *offenen System* wird der Harn direkt aus dem Katheter in ein offenes Auffangbehältnis, z. B. Urinflasche, abgeleitet, um anschließend mit einem Katheterstöpsel verschlossen zu werden. Da es hierbei täglich mehrmals zu einer Kontamination der Katheteröffnung mit dem

Auffangsysteme 145

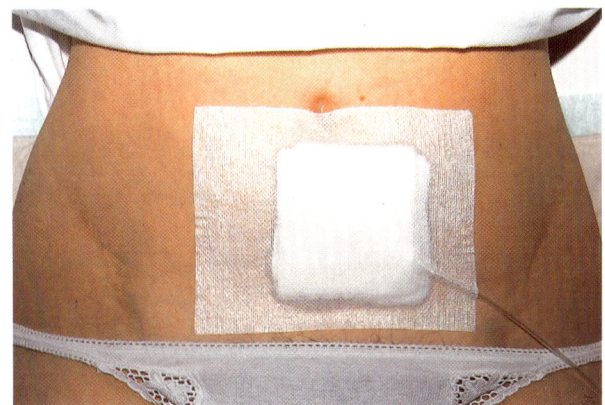

ABB. 95: Verband mit sterilen Kompressen und Pflaster.

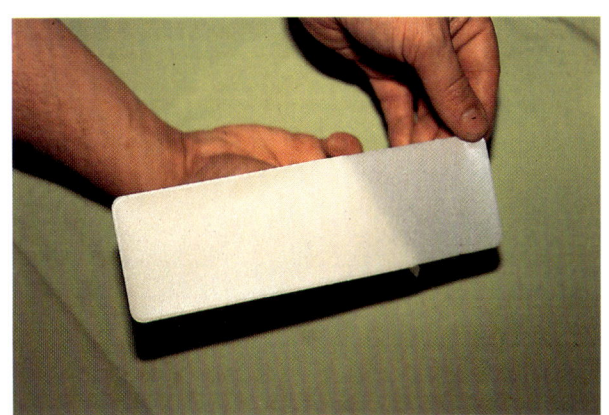

ABB. 96: Dermahesive-Verband.

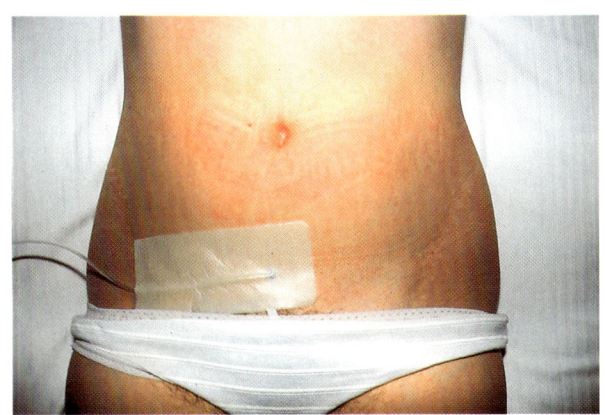

ABB. 97: Angebrachter Dermahesive-Verband.

146 *Instrumentelle Harnableitungsverfahren*

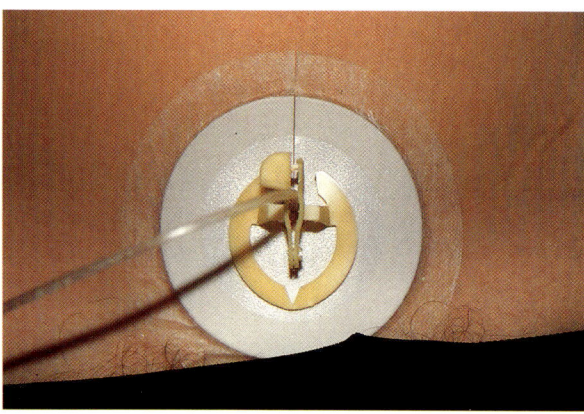

ABB. 98: Drainagenfixationsverband.

unsterilen Auffangbehältnis und den Händen des Patienten bzw. des Pflegepersonals kommt, ist eine Infektion vorprogrammiert.

Bei Anwendung des *halboffenen Systems* wird der Urinbeutel komplett mit Drainageschlauch gewechselt, und eine Kontamination der Katheteröffnung ist hier nicht zu vermeiden. Bei diesem System werden häufig Urinbeutel ohne Rücklaufsperre benutzt. Bei unsachgemäßer Handhabung (Beutel über Blasenniveau) fließt der infizierte Harn zurück zur Blase. Harn, der sich im Drainageschlauch befindet, ist in der Regel nämlich schon infiziert. Die Infektion ist auch hier vorprogrammiert.

Das *geschlossene System* garantiert eine ununterbrochene Verbindung zwischen Katheter und Drainageschlauch. Der aufgefangene Harn wird mittels Ablaßventil am Urinauffangbeutel entleert. Voraussetzung für

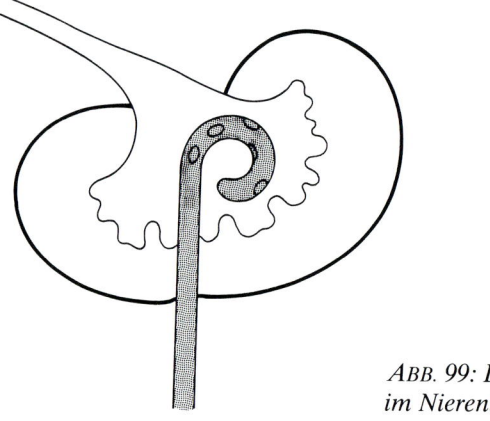

ABB. 99: Lage des Katheters im Nierenbecken.

Auffangsysteme 147

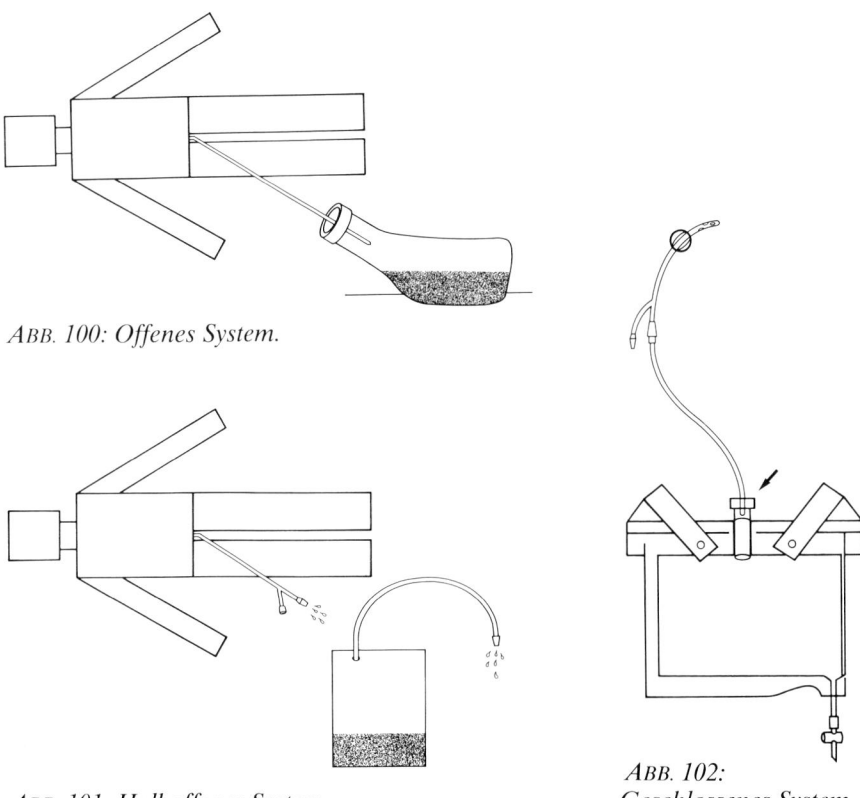

ABB. 100: *Offenes System.*

ABB. 101: *Halboffenes System.*

ABB. 102:
Geschlossenes System.

den Erhalt des geschlossenen Systems ist, daß die Verbindung zum Katheter während der *gesamten* Verweildauer des Katheters nicht unterbrochen, also dekonnektiert wird. Beim Katheterwechsel wird dann ein neuer Urinauffangbeutel angebracht. Folgende Anforderungen an ein geschlossenes System werden von ärztlicher Seite gefordert.

1. Der Konus des Drainageschlauchs muß mit einer sterilen Verschlußkappe versehen sein und an alle Katheterarten passen.
2. Der Drainageschlauch sollte bei ausreichender Länge (90 bis 100 cm) knickfest und stabil sein. Er sollte über ein ausreichendes Lumen verfügen (damit ein ungehinderter Harnabfluß gewährleistet ist).
3. Eine Entnahmestelle für Katheterharn für Laboruntersuchungen muß vorhanden sein. Dies gewährleistet, daß das geschlossene System nicht zur Harnprobengewinnung unterbrochen wird.
4. Am Übergang von Drainageschlauch und Urinauffangbeutel muß

eine Tropfkammer sein, die durch die entstehende Luftschranke das Aufsteigen von Keimen aus dem Urinauffangbeutel verhindert (Pasteursches Prinzip).
5. Der Urinauffangbeutel muß eine Rücklaufsperre haben, um das Zurückfließen des Harns bei Lageveränderungen zu verhindern.
6. Neben einer Graduierung und einem Fassungsvermögen nicht unter 2000 ml muß ein bedienungsfreundliches (mit einer Hand bedienbar) Ablaßventil am tiefsten Punkt des Urinauffangbeutels vorhanden sein.
7. Das System muß mit einer Aufhängevorrichtung bestückt sein, die eine einfache Anbringung des Systems bei senkrechter Lage der Tropfkammer gewährleistet (auch an häuslichen Betten).
8. Das System muß sicher und steril verpackt sein.

Der Harnauffangbeutel darf niemals über Blasenniveau angehoben werden!

Die Abbildungen 103 und 104 zeigen, wie es nicht gemacht werden darf. Bei Verwendung eines Beinbeutels bei Tage empfiehlt sich auch bei Nacht, dieses geschlossene System aufrechtzuerhalten. In dem Fall wird der Nachtbeutel an den Auslaß des Beinbeutels angebracht. Das ständige »Umstecken« von Tag- zu Nachtbeutel stellt eine große Infektionsquelle dar.

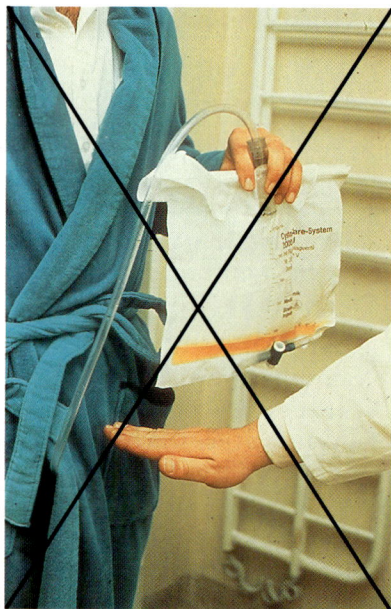

ABB. 103

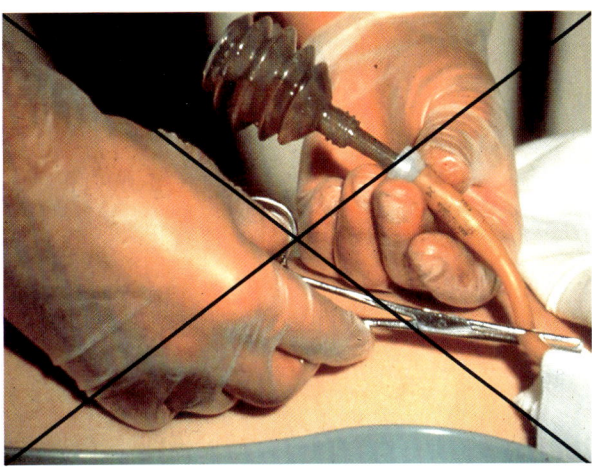

ABB. 104

10.6. Probleme der instrumentellen Harnableitungen

Die zwei häufigsten Komplikationen der Harnableitungen sind die Harnwegsinfektionen und die Inkrustationen des Kathetermaterials. Durch einen liegenden Katheter ist eine direkte Verbindung mit der Körperaußenseite geschaffen. Wir unterscheiden die intraluminären und die extraluminären Infektionswege. Intraluminäre Infektionswege sind die Katheterinnenräume. Ausgelöst durch Rückfluß von Harn (mangelhafte Systeme, falsche Techniken) und aufsteigende Infektionen, kommt es zu Harnwegsinfektionen. Die extraluminären Infektionen geschehen außerhalb des Katheters, meist an der Katheteraußenseite. Beim transurethralen Katheter bildet sich zwischen Katheter und Urethra die sogenannte Sekretstraße.

Sie ist ein natürlicher Schutz der Urethra vor dem Katheter. Durch diese Sekretstraße gelangen Keime innerhalb kürzester Zeit in die Blase. Dies erklärt auch, warum die Intimhygiene so wichtig ist. Harnwegsinfektionen sind fast immer vorprogrammiert. Es gilt, sie so lange wie möglich zu verhindern. Der »inneren Spülung« kommt dabei eine wesentliche Bedeutung zu. Eine ausreichende Flüssigkeitszufuhr und damit eine ausreichende Blasenspülung beugt den Harnwegsinfektionen vor.

Prophylaxe der Harnwegsinfektionen
— Legen des Katheters unter sterilen Bedingungen von geschultem Personal
— Erhalten eines geschlossenen Systems

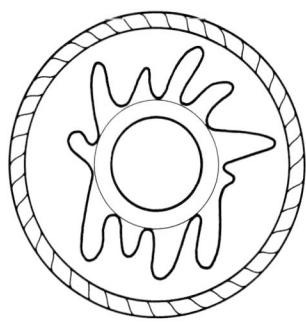

ABB. 105: Querschnitt durch die Harnröhre bei liegendem Katheter.

— regelmäßiger Katheterwechsel
— sorgfältige Reinigung und Pflege
— keine Blasenspülungen vornehmen
— innere Spülung

Inkrustationen lassen sich vermindern durch das Ansäuern des Harns. Dies geschieht medikamentös. Die Harnkristallbildung wird dadurch verhindert. Auch hier ist eine »innere Spülung« sehr wichtig, um den Katheter durchgängig zu halten und die Inkrustationen einzuschränken.

Prophylaxe gegen Inkrustationen

— Auswahl des geeigneten Kathetermaterials
— Ansäuerung des Harns
— innere Spülung
— regelmäßiger Katheterwechsel

Die Dauerableitung aus der Blase hat fast immer eine Schrumpfblase zur Folge. Je länger ein Dauerkatheter liegt, desto geringer ist die Chance auf Kontinenz bzw. desto schwerer wird es, die Kontinenz zurückzuerlangen.

10.7. Blasenspülungen

Tägliche Blasenspülungen zur Vorbeugung oder Behandlung von Infektionen mit antiseptischen Lösungen (z. B. Cysto-Maycine) oder zum Freihalten der Katheteraugen werden heutzutage nicht mehr durchgeführt. Durch die Blasenspülungen wird zum einen das notwendige geschlossene Ableitungssystem unterbrochen, zum anderen kommt es zur massiven Keimverschleppung der sich im System befindenden Bakterien. Die Indikation für eine Blasenspülung ist heute begrenzt und erfolgt ausschließlich auf Anordnung des behandelnden Arztes. Die

Durchführung der Spülung wird im Dokumentationssystem festgehalten. Als Beispiele für das Einbringen von therapeutischen Lösungen in die Blase möchte ich Antibiotika, Cytostatika oder Antiseptika (wenn oral oder parenteral eine Therapie nicht möglich ist) nennen. Gespült wird zur Reinigung der Blase von Blutkoageln, Resektionsstücken, Steinfragmenten usw. Diese therapeutischen Spülungen erfolgen unter sterilen Kaudelen und unter Verwendung eines Dreiwegehahns, der das Bestehenbleiben des geschlossenen Systems gewährleistet. Das sogenannte »Freispülen« eines verstopften Katheters muß der Vergangenheit angehören. Kommt es zur Verstopfung des Katheters, so ist an eine Verlegung der Katheteraugen durch Inkrustationen zu denken. In dem Fall ist ein Katheterwechsel angezeigt.

Gerade im häuslichen Bereich, also beim »Dauerträger«, ist es sehr wichtig, daß der Betroffene die Prinzipien der richtigen Pflege versteht und kooperativ mitarbeitet. Dazu zwei Beispiele: Dem Betroffenen muß klar sein, warum der Urinbeutel nie über Blasenniveau kommen darf und warum der Katheter nie abgestöpselt werden darf, obwohl es doch viel bequemer wäre. Nur die Information, die richtige Aufklärung und vor allem das Verständnis für die Pflegemaßnahmen gewährleisten, daß die Richtlinien befolgt werden, auch wenn die Schwester es nicht »sieht«. Alle instrumentellen Harnableitungen stellen für den Betroffenen einen gravierenden Eingriff in seine Intimsphäre dar. Solche Maßnahmen werden vom Betroffenen als »Verlustereignis« (Verlust der Kontinenz) empfunden und benötigen eine lange Zeit der Auseinandersetzung, um zu einem annähernd normalen Leben zurückzufinden. Unsere Hilfen bestehen im wesentlichen in der Vermeidung von Komplikationen und in der guten Hilfsmittelversorgung. Eine instrumentelle Harnableitung, die nicht schmerzhaft und möglichst unauffällig ist, ist Voraussetzung für die soziale Reintegration.

11. Psychologische Aspekte bei der Betreuung inkontinenter Menschen

11.1. Die Situation des Betroffenen

Viele Menschen empfinden ihre Inkontinenz als einen schweren Schicksalsschlag, der geprägt ist durch Peinlichkeiten, Schamgefühl, Minderwertigkeitsgefühl und Ekel. Inkontinenz ist nicht »salonfähig«. Wie gerne wird über andere Krankheiten (Migräne, Herzinfarkt) geredet. Inkontinenz beinhaltet aber so viele Vorurteile in der Bevölkerung, daß man zum Schweigen und Vertuschen gezwungen wird. Die Inkontinenz bedeutet neben den hygienischen Vorurteilen für viele Menschen ein Rückschritt zum »Kindsein«. Und dies wiederum bedeutet eine Konfrontation mit »entwürdigendem Altwerden«. Der Betroffene empfindet sich selbst (wird aber auch von anderen so erlebt) schmutzig und abstoßend. Dies treibt viele Inkontinente in die Isolation mit ihren physischen und psychischen Folgen. Sie schämen sich, über ihr Schicksal zu reden, versuchen die Symptome zu verbergen. In der Drogerie oder in der Apotheke werden »für die Mutter, für das Kind« vom Betroffenen Einlagen gekauft. Dies führt so weit, daß ein dringend notwendiger Arztbesuch aus Scham und Peinlichkeit nicht erfolgt. Die Krankheitsbewältigung kann auf verschiedene Art und Weise geschehen. So wie das Leben jedes einzelnen unterschiedlich von Erziehung, Umwelt usw. geprägt worden ist, so unterschiedlich sind meist auch die Reaktionen auf eine Krankheit und die Bewältigungsmechanismen. Die Reaktion auf die Inkontinenz kann sich in Depressionen äußern. Das Leben wird als sinnlos empfunden. Hinzu kommen Schuldgefühle (Womit habe ich das verdient?) gegenüber sich selbst, aber auch gegenüber den Pflegenden. Sie fühlen sich schuldig, daß sie den pflegenden Angehörigen soviel Arbeit auflasten, daß die Kinder an zu Hause gebunden sind usw. Andere Betroffene wiederum reagieren mit massiven Aggressionen auf ihre Umwelt, auf ihre Angehörigen, auf ihr Schicksal. Diese Aggressionen bringen die Verzweiflung zutage, jedoch fordern sie ebenso die aggressive Reaktion der Umwelt heraus. Liebe und Zuwendung, die nötig wären, werden unmöglich. Der Betroffene und seine Angehörigen befinden sich in einem Teufelskreis, der sehr oft nur in Resignation zu enden vermag. Die Betreuer, die trotz der negativen Haltung des Betroffenen noch mit Zuwendung reagieren können, fordern damit wiederum Schuldgefühle heraus. (Ich bin so ein Ekel, und der ist trotzdem lieb zu mir!) Der inkontinente Mensch erlebt seine Situation sehr negativ. Negative Dinge betrachtet man gerne als etwas »von außen«, das man nur hinnehmen kann. Das Gefühl, selbst etwas zu ändern, ist mangelhaft oder nicht vorhanden. Der Betroffene fühlt sich ohnmächtig und unfähig. Dies erklärt auch, warum die Motivation zur Inkontinenztherapie häufig fehlt. Viele Menschen werden zudem durch ihre Inkontinenz von anderen abhängig. Mit diesem negativen Gefühl der Abhängigkeit lernen nur sehr wenige umzugehen.

11.2. Auswirkungen auf das familiäre Umfeld

Die Auswirkungen der Inkontinenz auf das familiäre Umfeld sind enorm. Oft werden die Angehörigen von den gleichen Gefühlen wie die

Betroffenen geplagt. Die Angehörigen übertragen die negativen Gefühle auf sich und ihre Umgebung. (Ich habe manchmal das Gefühl, daß ich stinke, daß ich schmutzig bin.) Man schämt sich des Inkontinenten, vermeidet gesellschaftliche Veranstaltungen zu Hause und isoliert sich mit dem Betroffenen. Der Umgang mit dem Betroffenen ist schwierig, denn häufig erleben die Angehörigen die Situation auch als unveränderbar. Sie resignieren und fügen sich dem Schicksal. Sie müssen zudem noch mit den Gefühl- und Stimmungsschwankungen des Betroffenen versuchen umzugehen. Der Arbeitsaufwand für die Pflege ist extrem hoch (vermehrter Wäscheanfall, aufwendige Pflege und Reinigung des Betroffenen). Bedenkt man, daß die »Töchter« der Inkontinenten häufig auch schon im fortgeschrittenen Lebensalter sind und deshalb auch evtl. schon körperliche Gebrechen haben, ist es nicht verwunderlich, daß die Pflege sehr häufig nicht mehr zu Hause durchgeführt werden kann. Weil aber die Mutter oder der Vater nicht ins Altenheim eingewiesen werden soll (»Das bin ich ihnen schuldig, sie haben so viel für mich getan.«), fühlen sich die Angehörigen allein schon im Gedanken an das Altenheim schuldig. Sie nehmen die Last auf sich und versuchen, sie so gut es eben geht zu meistern. Dabei kommt es oft zu bewußten oder unbewußten Reaktionen (häufig Aggressionen) gegenüber dem Betroffenen. Den Stimmungsschwankungen unterliegen die Angehörigen, aber auch die Pflegenden im Heim genauso wie der Betroffene. Aggressionen (»Der macht das mit Absicht«) wechseln mit Schuldgefühlen. (»Er kann ja auch nichts dafür«).

Der Pflegende ist also hohen Belastungen ausgesetzt. Hinzu können Probleme in der Partnerschaft kommen. (»Du bist ja nur noch bei deiner Mutter.«) Das Kind, der Ehemann fühlt sich vernachlässigt. Der pflegende Angehörige versucht, sowohl dem eigenen Haushalt als auch der zu pflegenden Person gerecht zu werden, ist damit aber völlig überfordert. Dann wiederum macht er sich Vorwürfe, weil der Arbeitsanfall nicht bewältigt werden kann und weil er jeder einzelnen Forderung nicht gerecht wird. Der Pflegende hat das Gefühl, daß er die Kinder, den Ehemann, die zu pflegende Mutter, den Haushalt usw. vernachlässigt. Er fühlt sich nicht mehr imstande, die Wohnung wie früher zu pflegen, schämt sich der Unordnung und kommt sich deshalb als »schlechte Hausfrau« vor. Leider gibt es noch viel zu wenig Hilfsangebote für pflegende Angehörige, wie z. B. finanzielle Unterstützung, psychologische Hilfen (im Sinne von Selbsthilfegruppen oder Psychologen usw.), aber auch die rein praktische Unterstützung. Wer unterstützt den Pflegenden, wenn er selbst krank wird, wenn er nachts einmal durchschlafen möchte oder wenn er die »unverschämte Forderung« nach ein paar Urlaubstagen stellt?

11.3. Hilfestellung durch die Betreuer

In erster Linie gilt es, dem Betroffenen das Gefühl der Ohnmacht zu nehmen. Ihm muß glaubwürdig verständlich gemacht werden, daß die Chancen auf Besserung der Inkontinenzbeschwerden vorhanden sind. Ihm muß klargemacht werden, daß nur er selbst fähig ist, etwas an der Situation zu ändern. Dadurch kann das Gefühl der Ohnmacht einem »Machtgefühl« weichen. (Jetzt zeige ich der Krankheit die Zähne.) Nur ein Betroffener, der Hoffnung verspürt, wird fähig sein, kooperativ mitzuarbeiten.

Es gibt Menschen, die krank sind und krank sein wollen, um mehr Zuwendung zu erfahren. Dies gilt auch für die Inkontinenz. Die Psychologie prägt hier den Ausdruck des »positiven Krankheitsgewinns«, was heißt, Nutzen und mehr Zuwendung für sich selbst aus einer Krankheit zu ziehen. Das einfachste Beispiel hierzu kommt aus der Erziehung des Kleinkindes. Als meine kleine Schwester geboren wurde, näßte mein Bruder, der zu der Zeit schon 3 Jahre alt war und schon ein Jahr lang »sauber« war, wieder ein. Die Folge davon war, daß sich meine Mutter natürlich wieder intensiver um ihn kümmern mußte. Hier spielt auch Eifersucht eine Rolle. Diese Eifersucht kann in einem Mehrbettzimmer genauso auftreten, wenn sich der Patient gegenüber einem anderen vernachlässigt fühlt.

Und was ist mit den Inkontinenten, die die Inkontinenz als »positiven Krankheitsgewinn« erleben, die versuchen, durch ihre Inkontinenz mehr Zuwendung und Pflege zu erhalten? Versuchen Sie in Gesprächen mit dem Betroffenen, aber auch mit den Kollegen zu erfahren, ob es sich um solch einen Zustand handelt. Auch wenn es oft so scheint, sollte man sich nicht zu schnell zu dieser Meinung hinreißen lassen (»Die macht das mit Absicht!«). Aber wie reagiert man am besten darauf? Wie auch bei der Enuresis beschrieben, sollte dem inkontinenten Verhalten wenig Bedeutung geschenkt werden (ignorieren), dafür aber dem kontinenten Verhalten um so mehr. Der Betroffene wird belohnt, wenn er längere Zeit trocken war, durch Zuwendung und durch Gespräche, also dadurch, daß man sich offensichtlich Zeit nimmt. Der Betroffene muß irgendwann spüren, daß nicht die Inkontinenz die Zuwendung herausfordert, sondern die Kontinenz. Durch das konsequente Praktizieren dieses Verhaltens von seiten der Betreuer läßt für den Inkontinenten die Motivation zur Inkontinenz nach. Daraus kann die Motivation und die Kooperationsbereitschaft für eine sinnvolle Therapie entwachsen. Allerdings ist etwas Vorsicht geboten, damit dieses Verhalten vom Betroffenen nicht mißverstanden wird. (Die mag mich nicht, weil ich inkontinent bin.) Ein weiterer Punkt ist die Information des Betroffenen und seiner Angehörigen über sämtliche geplanten Maßnahmen. Angst wird fast immer nur durch Unbekanntes ausgelöst. Diese Angst kann lähmen. Deshalb ist genau zu erklären, was gemacht wird. In den Gesprächen sollte deshalb versucht werden, die Ängste zu erkennen. Es kann die Angst sein, daß dem Betroffenen zuviel zugemutet wird (körperliche Anstrengungen), die Angst vor der Diagnostik (Schmerzen, Unannehmlichkeiten, aufwendige Fahrten zum Arzt, Angst vor dem Sitzen im Wartezimmer [mit nasser Hose] usw.) oder die Angst davor, im kontinenten Zustand keine Zuwendung mehr zu bekommen.

Es muß eine Vertrauensbasis vorhanden sein, um mit dem Betroffenen über seine Ängste zu sprechen. Dabei wird ihm die ehrliche Meinung übermittelt, daß er selbst einiges in bezug auf Kontinenz leisten kann. Nur die Bereitschaft zur Inkontinenztherapie kann eine wirkliche Besserung der Situation herbeiführen.

11.4. Inkontinenz und Sexualität

Die Sexualität spielt für den einzelnen eine mehr oder weniger wichtige Rolle im Leben. Kommt es durch eine Behinderung (nach Querschnittslähmung, durch multiple Sklerose oder Inkontinenz usw.) zu Störungen der Sexualfunktionen, wird dies auch psychische Folgen für den Betroffenen haben. Trotz Behinderung aber ist Sexualität möglich! Die Sexualität darf nicht isoliert als reiner Geschlechtsakt gesehen werden, sondern sie muß als ein Komplex aus Zärtlichkeiten, Gefühlen, Phantasien, Liebe, Hemmung und Befreiung betrachtet werden. Sie steht in einem engen Zusammenhang mit dem Erleben des eigenen Wertgefühls.

Potenz wird als Ausdruck von Stärke, von »Männlichkeit« empfunden. Wird die Sexualität in Frage gestellt (durch Behinderung und Inkontinenz), so wird auch das Selbstwertgefühl negativ beeinflußt. Unsere Erziehung prägt zu einem wesentlichen Teil das Erleben der eigenen Sexualität. Wir leben in einer Gesellschaft, wo Sexualität »schmutzig« (ausgenommen der für die Fortpflanzung bestimmten), außerdem von vielen Tabus, Verboten und festgesetzten Normen belastet ist. Und genau diese »normale« Sexualität kann von vielen Behinderten nicht praktiziert werden. Der Behinderte muß lernen, zu seinen »etwas anderen« Lustgefühlen und Wünschen zu stehen. (Du kannst das jetzt doch nicht mehr!) Er widersetzt sich anscheinend den Spielregeln der Gesellschaft, weil er trotzdem auf das Ausleben seiner Gefühle und Neigungen besteht. Eine gut funktionierende Partnerschaft ist allerdings die Voraussetzung dafür. Mit sehr viel Einfühlungsvermögen des Partners kann sicherlich ein Teil des verlorengegangenen Selbstwertgefühls wieder zurückgewonnen werden. Nur dann kann der Behinderte lernen, in einem langen Prozeß seine andere Sexualität zu akzeptieren und damit umzugehen. Hilfreich bei diesem Prozeß können Sexualtherapeuten oder Ehe- und Familienberatungsstellen, also fachkompetente psychologische Beratungen, sein. Denn durch die psychologische Führung in dieser Krisensituation kann das »Durcheinander der momentanen Gefühle« (Versagensängste, Minderwertigkeitsgefühle, Abhängigkeit, Ehekrisen usw.) geordnet werden. Und erst dann sollten Hilfsmittel (wie z. B. Penisprothesen) zum Einsatz kommen. Viele Menschen schaffen es, trotz Behinderung durch die Loslösung von Normen und durch das Miteinander des Partners zu einem harmonischen Sexualleben zurückzukehren.

12. Neurogene Blase

12.1. Krankheitsbilder

Im wesentlichen gibt es drei Krankheitsbilder, die fast immer zu neurogenen Blasenentleerungsstörungen führen. Es handelt sich dabei um die multiple Sklerose, die Querschnittslähmung und Spina bifida. Um die Probleme der konservativen Therapie der neurogenen Blase bei diesen Erkrankungen verstehen zu können, müssen die Krankheitsbilder in ihrer Gesamtheit betrachtet werden. Bei Spina bifida handelt es sich um Kinder, die mit einer Spaltbildung der Wirbelsäule geboren werden. Sie tritt meist an der hinteren Seite der Wirbelbögen in Höhe der Lendenwirbel und des Kreuzbeines auf. Durch diesen Defekt des Wirbelbogens tritt das fehlgebildete Rückenmark mit seinen Häuten nach außen. Im Volksmund ist diese Erkrankung als »offener Rücken« bekannt. Es kommt je nach Ausprägung der Fehlbildung zu unterschiedlichen Störungen der Nervenüberleitung im Rückenmark. Mitentscheidend für die konservative Therapie der neurogenen Blase ist das Ausmaß der sonstigen Behinderungen dieser Kinder. Die neurologischen Störungen betreffen neben denen der Blase den Beckenboden, den Mastdarm und vor allem die unteren Extremitäten. Es kommt zu Fehlstellungen der Gelenke, die leider nicht immer durch orthopädische Korrekturen behandelt werden können. Viele Kinder sind lebenslang auf Gehapparaturen oder auf den Rollstuhl angewiesen. In Verbindung mit der Spina bifida tritt sehr häufig ein Hydrozephalus auf. Durch operative Maßnahmen ist die Lebenserwartung der Kinder zwar erheblich verbessert worden, jedoch sind viele Kinder auch geistig behindert. Wie aus den unterschiedlichen Mißbildungen erkennbar ist, muß solchen Kindern die Behandlung aller notwendigen Fachbereiche zuteil werden (Neurologie, Urologie, Orthopädie, Chirurgie).

Ähnliche Ausprägungen der Behinderungen gibt es auch bei der Querschnittserkrankung. Neben der Lähmung der Extremitäten kommt es auch hier zu Störungen der Blasenentleerung, zu Lähmungen des Mastdarms und zu Störungen der Sexualfunktionen.

Die multiple Sklerose verläuft meist in Schüben. Die Situation für den Betroffenen wird mit jedem Schub schwieriger. Nach anfänglichen Gehstörungen und einer leichten Blasenschwäche enden auch diese Kranken sehr häufig im Rollstuhl. Auch hier finden wir fast immer (im späteren Stadium) sehr ausgeprägte Formen der neurogenen Blase. Hinzu kommen bei der multiplen Sklerose zudem sehr häufig ausgeprägte Spastiken in den Beinen, die aber auch die übrigen Körperteile betreffen (Bewegungsfähigkeit der Hände, Sprachstörungen usw.).

Diese kurze Ausführung kann die Tragweite der Erkrankungen nicht ausführlich beschreiben, verdeutlicht aber, wie schwierig die konservative Behandlung (mittels Blasenentleerungstechniken) der neurogenen Blase vor allem im Hinblick auf die sonstigen körperlichen und geistigen Gebrechen ist.

12.2. Pathophysiologie der neurogenen Blase

Läsion des oberen motorischen Neurons

Wird die Nervenversorgung zwischen dem Miktionszentrum im Rükkenmark und dem Großhirn durch angeborene oder erworbene Veränderungen unterbrochen, so fällt die willentliche Steuerung des Großhirns aus. Es entsteht zwischen der Blase und dem Miktionszentrum ein sogenannter Reflexbogen. Während der Füllungsphase der Blase werden Impulse an das Miktionszentrum abgegeben. Diese lösen durch eine Art Kurzschlußverbindung eine Blasenkontraktion und damit die ungewollte Blasenentleerung aus. Der Harndrang wird ebensowenig vom Betroffenen wahrgenommen wie die Blasenentleerung selbst. Durch diese Störung entsteht also eine Automatisierung der Blase und damit die neurogene Reflexblase. Da das harmonische Zusammenspiel zwischen Blase und Schließmuskel ebenfalls durch das Großhirn gesteuert wird, kommt es nach Ausfall der Großhirnsteuerung zu der sogenannten Detrusor-Sphinkter-Dyssynergie. Mit anderen Worten: Die Harmonie zwischen Blase und Schließmuskel ist nicht mehr gegeben. Der Schließmuskel zieht sich dann zusammen, wenn die Blase sich entleeren will. Die Blase versucht, sich also gegen den Widerstand des

Schließmuskels zu entleeren. Es entsteht ein hoher Druck in der Blase. Dadurch kommt es zum Rückstau in die Nieren (Gefahr der Nierenzerstörung), zur Verformung der Blase und Pseudodivertikelbildung (Ausstülpungen der schwachen Wandschichten der Blase).

Läsion des unteren motorischen Neurons
Liegt eine Störung der Überleitung in Höhe des Miktionszentrums vor, so wird die Blase nicht mehr gesteuert. Sie füllt sich ohne die Möglichkeit sich zusammenzuziehen so lange, bis der Widerstand des Schließmuskels überwunden ist. Erst dann kann ein Teil des Harns ablaufen. Es entsteht eine Überlaufblase. Diese Störung bezeichnet man als schlaffe oder atonische Blase. Die Folge davon sind Restharnbildungen, die in den meisten Fällen zu Harnwegsinfektionen führen. Es gilt deshalb, immer eine restharnfreie Blasenentleerung anzustreben. Zudem kommt es auch hier sehr häufig zum Harnrückstau in die Nieren mit den bekannten Gefahren.

Mischformen
Neben den beiden genannten Formen gibt es noch die inkompletten Läsionen, bei denen Teilfunktionen noch erhalten sind (z. B. Wahrnehmungsfähigkeit der Blasenfüllung).
Aus den oben genannten Störungen können im wesentlichen vier verschiedene Kombinationen der Fehlfunktion entstehen:
— schlaffer Blasenmuskel und schlaffer Schließmuskel
— schlaffer Blasenmuskel und spastischer Schließmuskel
— spastischer Blasenmuskel und schlaffer Schließmuskel
— spastischer Blasenmuskel und spastischer Schließmuskel

Das oberste Gebot zur Therapie der neurogenen Blase gilt dem Erhalt der Nierenfunktion, weiterhin müssen Harnwegsinfektionen durch Restharnbildung vermieden werden. (Restharn darf nicht entstehen.) Durch verschiedene Blasenentleerungstechniken kann der Betroffene eine soziale Kontinenz erreichen. Auch hier steht zunächst die Diagnostik im Vordergrund.

12.3. Blasenentleerungstechniken

12.3.1. Der intermittierende Selbstkatheterismus

Eine gute Möglichkeit der Blasenentleerung, die in letzter Zeit an Bedeutung gewinnt, ist der intermittierende Selbstkatheterismus (im folgenden kurz ISK genannt). Der Betroffene entleert seine Blase mehrmals täglich (2—5mal) durch das transurethrale Einführen eines Einmalkatheters. Diese Art der Blasenentleerung verhindert die Restharnbildung und führt zur sozialen Kontinenz. Nierenschädigungen werden verhindert, weil kein erhöhter Druck in der Blase entsteht und es deshalb nicht zum Harnrückstau in die Nieren kommen kann. Harnwegsinfektionen werden auf ein Minimum gesenkt, da kein begünstigender Restharn mehr vorhanden ist. Aus diesen Gründen darf man den ISK als die beste (komplikationsloseste) Blasenentleerungstechnik bezeichnen. Sie sollte deshalb immer angestrebt werden.

Methoden des ISK

Unterschieden wird zwischen dem *sterilen* und dem *sauberen* intermittierenden Katheterismus.

Steriler Katheterismus

Der sterile ISK wird unter sterilen Bedingungen vom Betroffenen selbst durchgeführt. Die dazu benötigten Kathetersets werden von der Industrie in verschiedenen Ausführungen angeboten. Die Ausstattung der Sets richtet sich nach dem Zweck. Es gibt deshalb sogenannte Reisesets oder Sets, die im häuslichen Bereich verwendet werden. Sie beinhalten im wesentlichen die entsprechenden sterilen Materialien (Tupfer, Abdecktücher, Auffangschale oder Auffangbeutel, Handschuhe, Pinzette) und Desinfektionsmittel für die Desinfektion der Harnröhrenmündung. Der individuelle Katheter muß zugefügt werden. Den Sets für die Frau fügen verschiedene Hersteller noch einen kleinen Spiegel bei, der, an der Innenseite des Oberschenkels, am Toilettenrand oder am Finger der Patientin angebracht, das Einführen des Katheters erleichtern soll. Die Sets für den Mann enthalten zusätzlich ein Gleitmittel.

Sauberer Katheterismus

Der saubere Katheterismus ist eine Methode des ISK, der nur im häuslichen Bereich zur Anwendung kommt. Katheterisiert wird mit einem Einmalkatheter unter Verwendung von Gleitmittel oder mit einem gleitfähigen Katheter (Lofric, Fa. Astra Meditec). Dieser spezielle Katheter wird mit Leitungswasser gleitfähig gemacht. Es entfällt somit die Verwendung zusätzlicher Gleitmittel.

Um den sauberen Katheterismus und um die für den Betroffenen ungefährliche Verwendung von Leitungswasser verständlich zu machen, muß auf die unterschiedliche Situation im Krankenhaus und im häuslichen Bereich eingegangen werden. Im Krankenhaus haben Untersuchungen des Leitungswassers einen hohen Anteil an pathogenen Keimen nachgewiesen. Im gesamten Krankenhausbereich finden sich also zunehmend resistente Krankenhauskeime (unempfindliche Keime gegenüber Desinfektionsmitteln und Antibiotika). Aus diesem Grund kommt für den Klinikbereich ausschließlich der sterile Katheterismus in Frage. Im häuslichen Bereich ist die Situation anders. Hier finden sich fast ausschließlich nichtpathogene Keime, die sogenannten »Hauskeime«. Diese Keimbesiedlung ist ohne Krankheitswert für den Betroffenen, also völlig unschädlich. Untersuchungn haben bewiesen, daß es bei Betroffenen, die jahrelang den sauberen Katheterismus praktizieren, zu keiner vermehrten Keimbesiedlung der Blase (gegenüber dem sterilen Katheterismus) kommt. Der saubere Katheterismus ist in der häuslichen Umgebung zudem einfacher durchzuführen.

Anleitung zum ISK

Die Anleitung eines Betroffenen zum ISK muß durch geschultes Personal erfolgen. Dies geschieht meist in den Spezialkliniken für Spina bifida und Querschnittslähmungen oder in den Rehabilitationseinrichtungen. Leider gibt es im ambulanten Bereich noch keine Einrichtungen, die eine qualifizierte Anleitung des Betroffenen ermöglichen. Die Verbesserung der Lebensqualität, aber auch die deutlich geringere Gefahr der Nierenschädigung sollte ermutigen für die Zukunft, Personal im häuslichen Bereich in dieser Methode auszubilden. Die Anleitung zum ISK erfordert sehr viel Zeit und Geduld. Bei Kindern, vor allem Spinabifida-Kinder, die sehr häufig Lernschwierigkeiten haben, stellt dies oft eine Geduldsprobe dar. Hinzu kommen körperliche Behinderungen (Spastiken, die das Spreizen der Beine unmöglich machen, oder Bewegungsstörungen in den Händen bei MS-Kranken).

Der Prozeß der Anleitungsphase muß unter ärztlicher Kontrolle geschehen. Es muß vom Arzt ein individueller Katheterisierungsrhythmus für den Betroffenen bestimmt werden. Dies richtet sich vor allem nach den Trinkmengen und -gewohnheiten und damit nach den Ausscheidungsmengen. Die Methode des ISK schließt deshalb eine konsequente Flüssigkeitsbilanzierung mit ein. Als Richtlinie gilt: Der Füllungszustand der Blase darf 500 ml nicht überschreiten. Zudem muß die Schul- oder Arbeitssituation des Betroffenen mitberücksichtigt werden. Schulpflichtige Kinder schränken während der Unterrichtszeit ihre Trinkmengen besser ein. Sollte ein Betroffener auf Grund zusätzlicher Behinderungen geistiger oder körperlicher Art nicht in der Lage sein, den ISK durchzuführen, so muß, bevor operative Verfahren oder die Dauerkatheterableitung in Betracht gezogen werden, die häusliche Situation bedacht werden. Das Katheterisieren läßt sich in vielen Fällen von einer anderen Person durchführen, wie z. B. die Mütter von Spina-bifida-Kindern, die Partner der MS-Kranken, aber auch die professionellen Be-

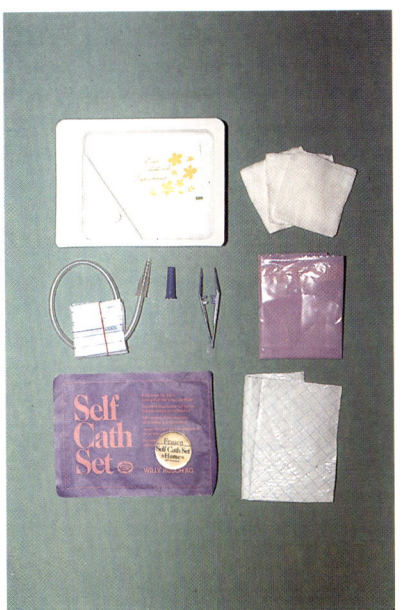

ABB. 106: Katheterset für den sterilen Einmalkatheterismus.

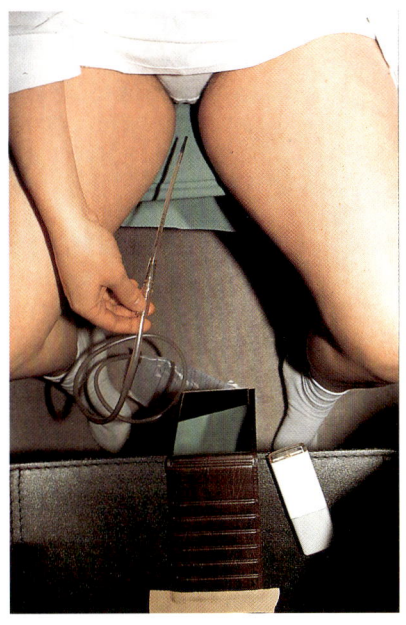

ABB. 107: Durchführung und benötigte Materialien für Selbstkatheterismus.

treuer von Querschnittserkrankten. Bei vielen Betroffenen ist auf Grund der zusätzlichen Behinderung für den größten Teil des Tages eine pflegerische Betreuung ohnehin notwendig. Warum sollte diese Person neben den vielen anderen Verrichtungen nicht auch den ISK durchführen, wenn doch für den Betroffenen damit eine wesentliche Verbesserung seiner Lebenssituation erreicht wird?

Bei der Anleitung zum ISK muß auf die unterschiedlichen Bedingungen im Krankenhaus und zu Hause aufmerksam gemacht werden. Im Krankenhaus werden Kathetersets oder der Lofric-Katheter (aber mit steriler Flüssigkeit) verwendet. Zu Hause genügt dann die Verwendung von Leitungswasser für das Gleitfähigmachen. Die Reinigung der Hände und die Intimtoilette vor dem ISK muß genauso selbstverständlich werden wie der saubere Umgang beim Katheterisieren selbst. Die Verletzungsgefahr beim unsachgemäßen Einführen und Vorschieben des Katheters in die Harnröhre muß dem Betroffenen klargemacht werden. Nur die fachgerechte Anleitung gewährleistet eine für den Betroffenen ungefährliche Technik.

Durchführung des ISK

Zuerst werden die Vorbereitungen getroffen. Die Reinigung der Hände (unter fließendem Wasser) und der Genitalregion muß erfolgen. Bei Verwendung eines Kathetersets wird dieses geöffnet und ausgebreitet. Der Katheter wird bereitgelegt. Bei Verwendung des Lofric-Katheters muß dieser vorher gleitfähig gemacht werden. Die Verpackung wird am oberen Ende auseinandergezogen, und man läßt Wasser in die Verpackung einlaufen. Die Oberflächenbeschichtung (thermoplastischer Kunststoff) dieses Katheters ist nach 30 Sekunden so gleitfähig, daß der Katheter nahezu ohne Reibung eingeführt werden kann. Bei der Durchführung auf der Toilette ist kein Auffangbehältnis notwendig. Der Harn kann direkt in die Toilette abfließen. Rollstuhlfahrer schließen den Katheter an den Urinauffangbeutel an. Wird Gleitmittel verwendet, so muß dieses zuvor in die Harnröhrenmündung instilliert werden. Enthält das Gleitmittel ein Lokalanästhetikum, ist die Einwirkzeit zu bedenken. Über die vorherige Desinfektion der Harnröhrenmündung beim ISK ist sich die Fachwelt nicht einig. Eine Klärung wäre hier erstrebenswert.

Bei Frauen wird ein Spiegel bereitgestellt, der die Genitalregion für die Frau sichtbar macht. Es empfiehlt sich, zusätzlich, weil die Harnröhrenmündung sehr klein ist, die Beleuchtung durch eine Stand- oder Taschenlampe zu verstärken. Mit der Zeit lernen die Frauen, die Harnröhrenmündung durch das Ertasten mit dem Mittelfinger zu finden. Frauen spreizen mit dem Zeige- und Mittelfinger der linken Hand die Schamlippen und führen mit der rechten Hand den Katheter ein.

Der Mann hebt den Penis nach oben an, um die Harnröhre zu strecken. Die Harnblase kann sich über den eingeführten Katheter entleeren.

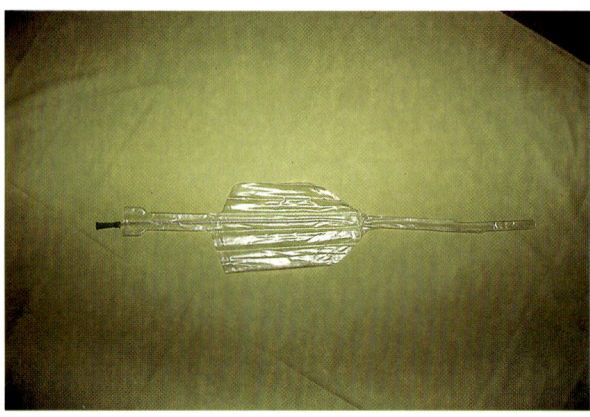

ABB. 108: cath-kit.

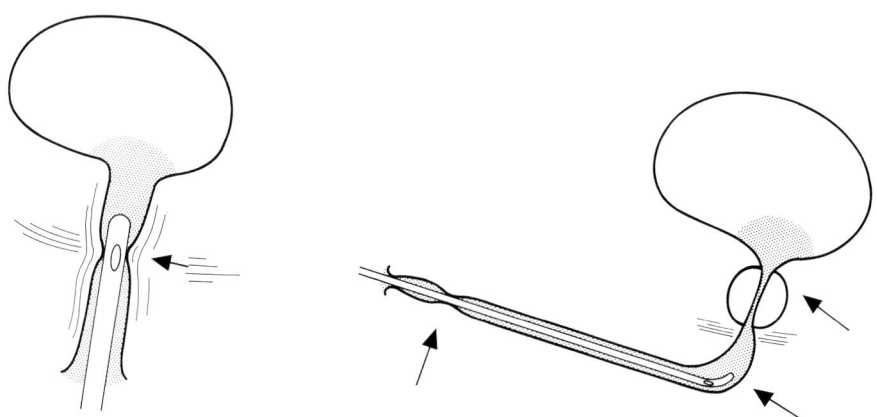

ABB. 109: Engstellen in der Harnröhre.

Die Entfernung des Katheters muß langsam nach unten erfolgen, damit sich die restlichen Harnmengen auch noch entleeren können.

Für unterwegs oder auf Reisen kommen spezielle Kathetersets (sog. Reisesets), die eine Minimalausstattung enthalten, oder der cath-kit (Reiseset des Lofric [siehe Abbildung]) zur Anwendung. Dieser cath-kit besteht lediglich aus dem Katheter, der im Harnauffangbehältnis eingebracht ist. Er bietet eine praktische, platzsparende und kostengünstige Alternative zu den Kathetersets. Geht man davon aus, daß der Betroffene 3- bis 4mal täglich den ISK durchführt, ergibt dies einen Monatsbedarf von 90 bis 120 Kathetersets.

Probleme des ISK

Die häufigste Komplikation des ISK ist die Harnröhrenstriktur. Durch das wiederholte Einführen des Katheters kommt es zu kleinsten Verletzungen, deren Vernarbungen zu Engstellen führen. Der Auswahl der richtigen und möglichst atraumatischen Kathetermaterials kommt daher eine große Bedeutung zu. Die Verletzungen lassen sich leider auch nicht durch Gleitmittel verhindern, weil es in der Harnröhre, vor allem des Mannes, physiologische Engstellen (siehe Abbildung) gibt.

Diese Engstellen sind auf der Grafik mit einem Pfeil markiert. Das Gleitmittel wird instilliert und gelangt in die Harnröhre. Die Harnröhre wird vom Gleitmittel jedoch nicht ausgefüllt, weil ein großer Teil wieder aus der Harnröhre läuft. Der Rest streift sich beim Einführen des Katheters schon an der ersten Engstelle ab. Die Wirkung des Gleitmittels ist deshalb auch umstritten. Hinzu kommen die Probleme des Gleitmittels selbst. Das meist beigefügte Chlorhexidin (Desinfiziens) ist in den dringenden Verdacht geraten, mutagen, also zellverändernd, zu wirken. Beachtet werden sollten auch die nicht unerheblichen Probleme einer täglich mehrmaligen Anwendung von Lokalanästhetika bei sexuell aktiven Menschen. Wird nicht die Sexualität durch diese Betäubung in Frage gestellt?

12.3.2. Techniken zum Auslösen der Blasenentleerung

Diese Techniken werden vom Betroffenen erlernt. Dabei ist es wichtig, daß er den Mechanismus versteht, die Gefahren kennt und sie zu verhüten weiß.

Triggern

Handelt es sich um eine Nervenschädigung oberhalb des Sakralmarks, können Reize des Blasenmuskels über den intakten Reflexbogen zum Miktionszentrum aufgenommen werden. Diese Tatsache wird zur willentlichen Herbeiführung der Blasenkontraktion ausgenutzt. Es ist neben der medizinischen Notwendigkeit einer restharnfreien Blasenentleerung für den Betroffenen wichtig, durch eine in bestimmten Abständen herbeigeführte Blasenentleerung eine soziale Kontinenz zu erreichen. Man hat festgestellt, daß die Blasenentleerung durch die Stimulation bestimmter Hautareale (suprapubische Region, Innenseite der Oberschenkel) ausgelöst werden kann. Die Anwendung dieser Techniken wird Triggern genannt. Hier gibt es mehrere Möglichkeiten. Am effektivsten erscheint die direkte mechanische Reizung der Blasenwand durch wiederholtes rhythmisches Eindrücken des Unterbauches über dem Schambein mit den gestreckten Fingern einer Hand. Durch die Dehnung eines Blasenwandabschnittes kommt es somit zur Auslösung der Blasenentleerung. Voraussetzung ist, daß der Betroffene kooperativ ist, daß er mit der Flüssigkeitszufuhr richtig umgeht, daß er eine funktionstüchtige Hand hat und daß die Bauchdecke nicht zu adipös ist. Die Dehnung der Blasenwand könnte durch eine dicke Bauchdecke nicht erreicht werden.

Den gleichen Effekt erzielt man durch das Bestreichen des Unterbauches oder der Oberschenkelinnenseiten. Zusätzlich zum Triggern kann die Bauchpresse zur Unterstützung der Entleerung betätigt werden. Durch das Triggern wird jedoch auch gleichzeitig eine Spastik des Beckenbodens und damit des Schließmuskels ausgelöst. Die Blase zieht sich also zusammen und versucht, den Widerstand des Schließmuskels zu überwinden. Bis dieser Widerstand überwunden ist, also bis sich die Blase entleert, entsteht deshalb ein extrem hoher Druck in der Blase. Diese ständigen Druckerhöhungen führen auf Dauer zu massiven Problemen. Es kann zum Rückstau von Harn in die Nieren kommen, die Blase bildet Pseudodivertikel aus, Harn kann in die Prostata eingepreßt werden. Auf Grund dieses erheblichen Komplikationsrisikos wird der Betroffene angehalten, das Triggern mit sehr viel Geduld möglichst schonend durchzuführen. Die Bauchpresse sollte deshalb auch erst in der Entleerungsphase, also wenn der Schließmuskel sich geöffnet hat, betätigt werden.

Eine andere Möglichkeit, einen Reiz des Reflexbogens auszulösen, besteht in der Manipulation im Rektum (Mastdarm), mit dem durch einen Handschuh geschützten Finger. Der Vorteil dieser Methode ist, daß der Betroffene die Entspannung des Beckenbodens durch den Finger verspürt. Er kann also die Bauchpresse zum richtigen Zeitpunkt betätigen. Dadurch wird eine Druckerhöhung in der Blase (durch eine zu schnelle Betätigung der Bauchpresse) verhindert. Da durch die Anwendung dieser Techniken für den Betroffenen eine Kontinenz erreicht werden soll, muß die provozierte Blasenentleerung (durch das Triggern) vor der automatischen ungewollten Blasenentleerung durchgeführt werden. Es muß deshalb in der Anleitungs- und Übungsphase der richtige Rhythmus gefunden werden. Hierzu ist es auch, wie beim ISK, erforderlich, einen bestimmten Trinkrhythmus mit festgelegten Trinkmengen über den Tag verteilt zu finden. Der Betroffene muß sich bewußt machen, daß nur durch die konsequente Einhaltung der »Trinkvorschriften« Kontinenz mit diesen Methoden erreicht werden kann. Während der Übungsphase können noch »Pannen« passieren. Der Betroffene sollte sich also während dieser Zeit durch eine Inkontinenzversorgung behelfen. Sinnvoll ist die Führung eines Protokolls für die Flüssigkeitsbilanzierung, für das Bestimmen des richtigen Zeitpunkts zur Blasenentleerung, aber auch für die Motivation des Betroffenen. Ihm wird so die Verlängerung der »trockenen« Intervalle deutlich gemacht.

Credéscher Handgriff

Handelt es sich um eine schlaffe Blase, so kann auf Grund des fehlenden Reflexbogens keine Blasenentleerung durch das Triggern ausgelöst werden. Hier besteht die Möglichkeit, die Blase durch den Credéschen Handgriff oder durch die Betätigung der Bauchpresse zu entleeren. Beim Credéschen Handgriff wird durch das Pressen auf den Unterbauch (siehe Abbildung) oberhalb des Schambeins in Richtung Wirbelsäule die Blase sozusagen ausgedrückt. Der Druck muß so stark sein, daß eine restharnfreie (bzw. restharnarme) Blasenentleerung erfolgt. Auch diese Methode bereitet massive Probleme. Die Blase einschließlich der Harnröhre wird nach unten gepreßt. Dadurch wird der Harn-

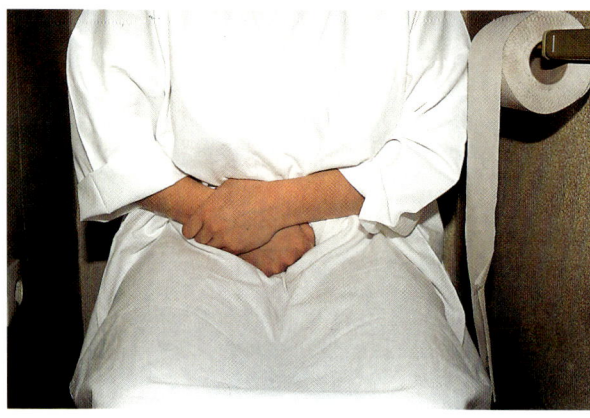

ABB. 110: Credéscher Handgriff.

röhrenabschnitt, der in der Muskelmasse des Beckenbodens liegt, regelrecht abgequetscht. Auch hier entsteht deshalb ein erhöhter Druck in der Blase mit den schon beschriebenen Folgen für den Betroffenen. Beim Vorliegen eines spastischen Schließmuskels sollte auf diese Methode ganz verzichtet werden.

Restharnbestimmung

Der Betroffene sollte von Zeit zu Zeit die Restharnmengen bestimmen. Dies kann durch das Einmalkatheterisieren in üblicher Vorgehensweise geschehen. Eine bessere und vor allem schonendere Methode ist die Restharnbestimmung mittels Ultraschallgerät. Diese Geräte gibt es als Heimgeräte. Die Bedienung und Handhabung muß vom Betroffenen erlernt werden.

13. Enuresis, Encopresis

13.1. Enuresis

Als Enuresis wird das Einnässen bei Kindern bezeichnet, die älter als 5 Jahre sind (diese Jahresangabe wird von verschiedenen Autoren oft niedriger angegeben). Die Ursachen sind noch weitgehend unbekannt. Bekannt ist, daß eine familiäre Prädisposition vorhanden sein kann. Man nimmt an, daß bei der Entwicklung der bewußt hemmenden Nervenbahnen eine Störung eingetreten ist. Auch gehen die Vermutungen immer mehr dahin, die Enuresis auf Störungen der familiären Interaktionen und auf Störungen in der Sauberkeitserziehung zurückzuführen.

Diese Kinder zeigen sehr häufig psychische Auffälligkeiten (vermehrtes Schreien, Aggressivität, Schlaf- und Eßstörungen). Eine weitere in letzter Zeit diskutierte Theorie befaßt sich mit der ADH-Sekretion. Möglicherweise haben diese Kinder eine gestörte nächtliche ADH-Produktion (Anti-Diuretisches-Hormon). Dadurch würde es zu einer mangelhaften Drosselung der nächtlichen Urinproduktion kommen.

Von der primären Enuresis sprechen wir, wenn das Kind noch nie »trokkene Intervalle« hatte. Die sekundäre Enuresis zeichnet sich dadurch aus, daß zwischen den Einnäßphasen ein längerer Zeitraum lag, in dem das Kind trocken war. Die sekundäre Enuresis tritt meist in Folge von Störungen auf (auch symptomatische Enuresis genannt), z. B. nach Blasenentzündungen usw. Diese Enuresisform ist vergleichbar mit der motorischen und sensorischen Dranginkontinenz des Erwachsenen.

Primäre Enuresis

Die primäre Enuresis wird hauptsächlich in zwei Formen unterteilt:
Enuresis nocturna — nächtliches Bettnässen
Enuresis diurna — Einnässen am Tage
Die E. nocturna tritt zu 80 % auf. Häufig handelt es sich auch um Mischformen zwischen nocturna und diurna. Diese Mischformen machen ungefähr 18 % der Enuresisformen aus. Es wurde festgestellt, daß die enuretischen Störungen in jeder Schlafphase auftreten. Eine Zeitlang nahm man fälschlicherweise an, daß der Harndrang in Tiefschlafphasen einfach nicht verspürt wird.

Sekundäre Enuresis

Dieser Enuresisform liegt fast immer eine organische oder neurologische Störung zugrunde. Meist handelt es sich um einen Harnwegsinfekt. Die diagnostischen Maßnahmen unterscheiden sich nicht von denen beim Erwachsenen. Eine Therapie muß in dem Fall eingeleitet werden.

13.1.1. Diagnostische Maßnahmen

Es muß versucht werden, die Enuresisursache festzustellen durch:
1. Beschäftigung mit dem Kind
   — Feststellen des psychologischen Problems
   — Einnäßkalender von den Eltern führen lassen
   — Schlüpferkontrolle durchführen lassen
   — Leidensdruck feststellen.
2. Diagnostische Maßnahmen
   — vorläufig diagnostisches Minimalprogramm (Blutuntersuchungen, Urinuntersuchungen, neurologischer Status)

— Erst bei anhaltender Enuresis wird eine Diagnostik (Urodynamik usw.) eingeleitet, um organische und/oder neurologische Ursachen auszuschließen.

Es wird also bei der Enuresis erst einmal abgewartet, sofern keine anderen Symptome auftreten. Mit 5 Jahren sind 15 % der Kinder Bettnässer, mit 15 Jahren sind es nur noch 1 %. Eine exakte Differenzierung zwischen der Enuresis und einer echten Inkontinenz ist dennoch sehr wichtig für die Auswahl einer adäquaten Therapie.

13.1.2. Therapie der Enuresis

Das Ziel der Behandlung der Enuresis ist die Behandlung der möglichen organischen oder neurologischen Grunderkrankung und das Vermeiden von sekundären psychischen Folgeschäden.

Therapie der Grunderkrankung

Medikamentöse Therapie

Die medikamentöse Therapie der Enuresis ist sehr umstritten. Es wird zur Therapie der E. nocturna ein Antidepressivum (Tofranil®) zur Verringerung der Schlaftiefe gegeben. Dieses hat eine positive Wirkung auf das Bettnässen. Untersuchungen haben allerdings gezeigt, daß bei einer Plazebobehandlung die Erfolgsquote nur 20 % geringer ist. Die Ursache dieses Phänomens ist unbekannt. Die meisten Pädiater befürworten den Einsatz von Tofranil wegen der erheblichen Nebenwirkungen nur als letzte Maßnahme.

Verhaltenstherapie

Diese Therapie setzt sich zusammen aus dem Blasen- und Toilettentraining, wie wir es von der Inkontinenztherapie des Erwachsenen kennen, aus Bio-Feedback und aus der klassischen Konditionierung.

— Bettnässeralarmgerät
Das Prinzip eines solchen Geräts ist einfach. In den Schlüpfer wird ein Feuchtigkeitsfühler eingeknöpft. Beim Austritt der ersten Harntropfen wird über diesen Fühler ein Warnsignal ausgelöst, das Kind wacht auf. Das Gerät befindet sich auf der Schulter des kleinen Patienten, also in unmittelbarer Ohrnähe. Es gibt auch Geräte, bei denen sich der Feuchtigkeitsfühler auf der Matratze befindet. Durch das Wecken beim Austritt des Urins wird dem Enuretiker der Harndrang bewußt gemacht. Nach einer etwa 6wöchigen Behandlung hat das Kind gelernt, den Harndrang zu verspüren (auch im Schlaf). Die Kosten für dieses Gerät übernimmt die Krankenkasse.

— Erfolgsbelohnung für das Kind
  Das Kind bekommt für jeden trockenen Tag ein kleines Geschenk. Bewährt haben sich hier Kalender, die wie Adventskalender aufgebaut sind. Sie enthalten Süßigkeiten, kleine Bildchen oder ähnliches. Dies kann für das Kind eine ungeheure Motivation darstellen.
— Steigerung der Blasenkapazität durch Blasentraining. Untersuchungen haben gezeigt, daß fast alle Enuretiker eine zu geringe Blasenkapazität aufweisen. Das Fassungsvermögen der Blase sollte bei 300 ml liegen.

Allein durch die Anwendung der geschilderten Maßnahmen wird eine Heilungsquote von 70 % erreicht.

13.2. Encopresis

Bei der Encopresis handelt es sich um die kindliche Stuhlinkontinenz, die nach dem 5. Lebensjahr noch besteht oder erneut auftritt. Auch hier unterscheiden wir zwischen der primären und der sekundären Encopresis. Anders als die Enuresis tritt die Encopresis fast ausschließlich tagsüber in Erscheinung. Während mit 3 bis 4 Jahren 3 % der Kinder Encopretiker sind, sind es mit 7 bis 8 Jahren nur noch 1,5 %.

Die Ursachen der Encopresis sind selten organischer oder neurologischer Natur, trotzdem gilt es, durch die Diagnostik Erkrankungen auszuschließen.

Die häufigste Ursache der nicht organisch bedingten Encopresis ist die chronische Obstipation (Überlaufinkontinenz). Dieser liegen häufig wiederum Störungen der normalen psychischen Entwicklung des Kindes zugrunde (Sauberkeitserziehung, Verlustereignisse usw.). Ähnlich wie bei der Enuresis weisen diese Kinder auch sehr häufig psychische Auffälligkeiten auf. Die Therapie richtet sich nach der Ursache. Beim Vorliegen organischer Störungen müssen diese operativ oder medikamentös behoben werden. Die Encopresis, die auf der Obstipation beruht, wird mittels der Obstipationstherapie (abführende Maßnahmen, Ernährungsumstellung, Flüssigkeitsaufnahme usw.) im Zusammenspiel mit einer Psychotherapie und Verhaltenstherapie (Toilettentraining, Bio-Feedback) behandelt. Die Therapie erfolgt am besten in psychosomatischen Kinderkliniken.

14. Selbsthilfeorganisationen und Interessenverbände

HfI — Hilfe für inkontinente Personen e. V.
Blankertzstr. 12
Postfach 12 05 43
4000 Düsseldorf 12

GIH — Gesellschaft für Inkontinenzhilfe e. V.
Möncheberstr. 41/43
3500 Kassel

D. V. E. T. —
Deutsche Vereinigung der Enterostomatherapeuten e. V.
Kantstr. 20
7320 Göppingen

ASbH — Arbeitsgemeinschaft Spina bifida und Hydrocephalus e. V.
Feldstr. 31
Postfach 1 68
5750 Menden 1

AMSEL — Aktion Multiple Sklerose Erkrankter
Regerstr. 18
7000 Stuttgart 1

15. Literaturverzeichnis

BICHLER, K.-H.: Urologische Standards im Pflegedienst. Tübingen 1986.
BIENSTEIN, Chr.: Erziehung zur Inkontinenz Altenpflege 12/88, 1988.
—: Möglichkeiten und Grundlagen der pfleg. Intervention Z. Geriatrie 10/89, 1989.
BRÜHL, P., und DASCHER, F.: Infektionsprophylaxe durch standardisierte Sets, Sonderdruck. Perimed Verlag, Erlangen 1985.
BURKE, D. C., und MURRAY, D. D.: Die Behandlung Rückenmarkverletzter. Springer-Verlag, Berlin 1979.
FARTHMANN, E., und FIEDLER, L.: Die anale Kontinenz und ihre Wiederherstellung. Urban und Schwarzenberg.
FLICK, M.: Sphinktertraining bei analer Inkontinenz Krankenpflege 1989.
FÜSGEN, I., und BARTH, W.: Inkontinenzmanual. Springer-Verlag, Berlin-Heidelberg 1987.
Gesellschaft für Inkontinenzhilfe e. V.: Referateband 2. Deutscher Kongreß, Saalbau Essen. Demeter Verlag, Gräfelfing 1990.
—: Referateband 1. Deutscher Kongreß, Stadthalle Kassel. Demeter Verlag, Gräfelfing 1989.
HARPHAM-HERTEL: Spezialprojekt ET-Schule Duisburg 1985.
HARTMANN, P.: Werbeprospekt Inkontinenz. Paul Hartmann AG, Heidenheim 1989.
HOHENFELLNER und ZIGG: Urologie in Klinik und Praxis.
HOLLO, A.: Probleme mit der Blasen- und Darmkontrolle. Georg Thieme Verlag, Stuttgart, New York 1984.
KÖTHER, I., und GNAMM, E.: Altenpflege in Ausbildung und Praxis, Georg Thieme Verlag, Stuttgart, New York 1990.
KRÜGER, L.: Verminderung von Hautläsionen. Altenpflege 1988.
SCHREITER, Prof.: 15 Jahre artefizieller Sphinkter. Schwelm 1988.
STÖHRER, M., PALMTAG, H., und MADERSBACHER, H.: Blasenlähmung. Georg Thieme Verlag, Stuttgart, New York 1984.
THIEN, G.: Hautpflege. Deutsche Krankenpflegezeitschrift 1989.
WINKLER, R.: Ano-rektale Kontinenz. W. Zuckschwerdt-Verlag, München 1984.
WITTENSÖLDNER, Cécile, und PLATTER-SPITAL, Felix (Hg.): Pflege und Begleitung des älter werdenen Menschen. Recom-Verlag.
ZIMMERMANN, I.: Beckenbodentraining. Schlütersche Verlagsanstalt, Hannover 1989.

16. Stichwortverzeichnis

A
Abführmaßnahmen 40, 57 f.
ableitende Inkontinenzsysteme 86 f.
Adapter 105
aktivierende Pflege 45
Alterspyramide 15
Anatomie der Blase 16 f.
Anatomie des Stuhlkontinenzorgans 26 f.
Ankleidungshilfen für Behinderte 117
artifizieller Sphinkter 38
Atemtechnik beim Beckenbodentraining 62
aufsaugende Inkontinenzversorgungen 75 f.
-- Pflege und Anwendungshinweise 83
— Wechselrhythmus 83
Aufstehhilfen 114 f.
Ausräumen des Mastdarms 55

B
bakterielle Infektion 128
Beckenbodentraining 23, 37 f., 44, 60 f.
Beckenbodenmuskulatur 23 f.
begünstigende Faktoren 15
Behindertenkleidung 115 f.
Beinbeutel 98 f.
— Befestigungen 102 f.
— Bodenauslaß 100 f.
— Entleerung 104
Beschäftigungstherapie 45
Bettnässeralarmgerät 168
Bettschutzsysteme 85 f.
Bewegungsmangel 56
Bewegungsübungen 56
Bidet 113
Bio-Feedback 64 f.
Blasenspülung 150 f.

Blasentraining
— mit Dauerkatheter 49 f.
— ohne Dauerkatheter 50
Blasenentleerungstechniken 39, 158 f.

C
Candidamykose 127 f.
Checkliste für das Kontinenztraining 48
Citrat-Puffer 76 f.
Colonmassage 59
Credéscher Handgriff 39, 158 f.

D
Detrusor 16
Dekubitusentstehung 129
Diagnostik
— der Harninkontinenz 36
— der Stuhlinkontinenz 36
Dokumentation der Inkontinenz 46 f.
— Miktionsprotokoll 47
Dranginkontinenz (motorisch — sensorisch) 20 ff., 38 f.

E
Elektrostimulation 65
Endloswindeln 78
Encopresis 169
Enuresis 166 f.
Ernährung bei Obstipation 58
extraurethrale Inkontinenz 20

F
Farblösungen 127
Fixationshilfen für Ableitungsschläuche 105
Fixierungsmöglichkeiten der Inkontinenzvorlagen 81 f.
— Haftstreifen 81, 82
— Netzhose 81, 84

Flockenwindeln 78 f.
Flüssigkeitsbilanzierung 51
Flüssigkeitszufuhr 55
Fußreflexzonentherapie 65

G
Gehhilfen 115 f.
Gelbildner 76 f.
geschlossenes System 146 f.

H
Harnableitungsverfahren (instrumentell)
— Lokalisation 134
— Indikation 135
Harninkontinenzformen 19 f.
Harnröhre 17, 163
Harnröhrenstrikturen 137, 163
Harnröhrenverschlußband 108
Harnwegsinfektionen 141 f., 149
Haut 121 f.
Hautcremes 126 f.
Hautkomplikationen 127 f.
Hautpflege 123 f.
Hautschutz 123 f.
Hebetechnik beim Beckenbodentraining 62
Heil- und Hilfsmittelverordnung 120
Hilfsmittel für die Pflege und Hygiene 113 f.
Hydrokolloidverband 143

I
Infektionsrisiko 141 f.
Inkrustation 141 f.
Inkontinenzanamnese 32 f.
Inkontinenzauslöser 67 f.
Inkontinenzbadehosen 108
Inkontinenzprophylaxe 66 f.
Inkontinenzslips 80 f.
Inkontinenzversorgungsmaterialien 72 f.
— Anforderungen 74
instrumentelle Harnableitung 134 f.

intermittierender Selbstkatheterismus 158 f.

K
Katheterhygiene 139 f.
Kathetermaterial 137 f.
Kathetersets 161 f.
Katheterstöpsel 106
klassische Konditionierung 168
Kleidung 115 f.
Kondomversorgungen 86 f.
— Anforderung 89 f.
— Eigenschaften 89
— Fixierung 87 f.
— Größen und Verpackungseinheiten 90
— Hautkomplikationen 95 f.
— Pflege und Anwendungshinweise 90 f.
— Rasur 91
Kontaktallergie 129
Kontaktekzeme 128
kontinenzförderndes Umfeld 67 f.
Kontinenztraining 44 f.
— bei Stuhlinkontinenz 52 f.
Krankenhosen 81 f.
Kristallbildung 97
Kupferacetat 76 f.

L
Lagerhaltung 109 f.
Läsion des oberen motorischen Neurons 157 f.
Läsion des unteren motorischen Neurons 158 f.

M
Materialbeschaffung 109 f.
medikamentöse Therapie
— der Stuhlinkontinenz 51
— der Harninkontinenz 38
Miktionsablauf 17 f.
Miktionsrhythmus 50 f.
Mobilisation 45
Multiple Sklerose 22, 157

N
Nachsorgeeinrichtungen 131
Nachtbeutel 101
Nachtstuhl 112
Nachtvorlagen 79 f.
Nebenhodenentzündung 141
neurogene Blase 20 f., 156 f.
Nierenfistel 143 f.

O
Obstipation 54 f.
Obstipationsprophylaxe 55 f.
operative Maßnahmen
— bei der Stuhlinkontinenz 41
— bei der Harninkontinenz 37, 39, 41 f.
Ostienschutz 144
Östrogenmangel 24
Östrogenbehandlung 37

P
Penisklemme 108
pH-Wert 122 f.
Pilzinfektion 127 f.
Pseudodivertikel 165
psychische Inkontinenzursachen 25
psychologische Aspekte 151 f.
Physiologie der Stuhlentleerung 26 f.

Q
Querschnittslähmung 22, 157

R
Reflexinkontinenz 22
— operative Therapie 39
Reizblase 24 f.
Restharn 24, 141
Restharnbestimmung 166

S
sakrales Miktionszentrum 17 f., 21 f.
Säure- und Fettschutzmantel 121 f.
Seifen 124
Selbsthilfeorganisationen 170
Selbstirrigation 52 f.
Sexualität 155
Sphinktermanometrie 37
Spina bifida 22, 156
Syndet (synthetische Detergentien) 124
Superinfektion 127
suprapubischer Katheter 142 f.

Sch
Scheidenpessare 38
Schließmuskel (innerer — äußerer) 16 f.
Schrumpfblase 49
Schuhe (altengerecht) 120
Schweregrade der Harninkontinenz 19
Schweregrade der Stuhlinkontinenz 28

St
Steckbecken 111
Stomaanlage 41 f.
— psychische Aspekte 41
Streßinkontinenz 19, 23, 34, 37 f., 60 f.
Stuhlableitungssystem 107
Stuhlentleerungstechniken 52 f.
Stuhlentleerungstraining 40

T
Tagvorlagen 79 f.
Toiletteneinrichtung 68 f.
Toilettensitzerhöhung 115 f.
Toilettentraining 44, 50 f.
transurethraler Katheter 134, 136 f.
transurethrale Sekretstraße 149
Triggern 164 f.
Tropfenfänger 77

U
Überlaufinkontinenz 19, 25, 39 f.
unterstützende Hilfsmittel 110 f.
Urinableitungssysteme für Frauen 107
Urinalversorgungen 97 f.
Urinbeutelsysteme 98 f.

Urinflasche 111
Urodynamik 36
Ursachen der Stuhlinkontinenz 28 f.

V
Verbandtechniken 142 f.
Verletzung der Harnröhre 137, 163
Versorgungskette zur Inkontinenz-
 betreuung 131

Verweildauer der Beinbeutel 101 f.
Vorlagensysteme 78 f.

W
Windelaufbau 75 f.

Z
Zwerchfell 61 f.

Bildnachweis

Astra meditec:	108
Boehringer:	60, 62, 64
Coloplast:	19, 37, 39, 56 — 58
Henkner:	1 — 14, 17, 21, 35, 36, 41, 42, 55, 71, 72, 78, 86 — 89, 91, 92, 94, 99, 100 — 102, 105, 109
Herzlieb:	28, 29
v. Heyden:	96, 97
Hollister:	40, 51, 66 — 68, 98
Medical:	106
Medicare Pfrimmer:	26, 32, 59, 63
Pfm:	65
Autorin:	15, 16, 18, 22 — 25, 27, 30, 31, 33, 34, 38, 43 — 50, 52 — 54, 61, 69, 70, 73 — 77, 79 — 85, 90, 93, 95, 103, 104, 107, 110